Anspannen zur Entspannung – Bogenschießen als aktive Therapie

ISBN 3-938334-01-0

Autor und Co-Autor:

Markus Rachl

Kirchstraße 2

53332 Bornheim

E-Mail: markus.rachl@t-online.de

Internet: www.seelenmuskel.de

Praxis Markus Rachl:

Hauptstraße 23

D-50996 Köln

Praxis Dr. med. Kurt Mosetter:

Obere Laube 44

78462 Konstanz

Internet: www.myoreflex.de

Verleger und Herausgeber:

GFT GmbH

Bereich: GFT Verlag

Hansjakobstraße 7

77773 Schenkenzell

Tel. +49 7836 959 77-20

Fax +49 7836 959 77-9

Druck:

Lienhard + Birk GmbH, Trossingen

Alle Rechte – auch die des Nachdrucks, der fotomechanischen Vervielfältigung (auch auszugsweise) und der Übersetzung – vorbehalten.

Vorwort

In den letzten Jahren habe ich viel Erfahrung mit der Behandlung von Menschen gesammelt, die sich mit sehr angespannten Muskeln durch ihre Umwelt bewegen. Die daraus resultierenden Ideen zur Erhaltung von Gesundheit, führten mit zum Schreiben eines Buches, welches Sie nun vor sich halten. Über unsere Praxis lernte ich Michael Reimold kennen. Er erzählte mir von seiner neuen Leidenschaft, dem Bogenschießen. Über viele Gespräche und dem Besuch in seiner neuen Bogensportabteilung, bei der Firma GFT - Rund um den Bogen, stellte sich heraus, dass er mit Madhuha R. Brünjes zusammenarbeitet. Ich selbst habe bei Madhuha schon an einem Kurs über „Joga und Bogenschießen" teilgenommen. Dort erstand ich meinen ersten professionellen Langbogen. Wow, was für ein Gefühl!

Durch die Firma **"GFT GmbH – Rund um den Bogen,,** erlangte ich weitere Einblicke in den Bogenbau. Michael Reimold erzählte mir von einem Buch über intuitives Bogenschießen (Autor: Madhuha) und dass er weitere Bücher in dieser Reihe geplant hat. Eines soll den Titel **„Anspannen zur Entspannung – Bogenschießen als aktive Therapie"** tragen. Er begeisterte mich zur Zusammenarbeit. Wir überlegten uns, dass der Bogen ein ideales Medium ist, um unseren Geist zu entspannen. Patienten, die Bogenschießen berichten uns immer wieder über Schmerzzustände. Über deren verspannte Muskulatur entstand das Konzept der Übungen, um die Muskeln zu kräftigen und zu entspannen. Eine weitere Überlegung dazu war, wie kann ich auf dem Übungsgelände meinen Bogen zum Aufwärmen der Muskulatur mit einsetzen, um das Gleichgewicht des Bewegungsapparates zu erhalten.

Dadurch sind viele Schmerzzustände vermeidbar und der Muskel kann in der Ruhe entspan-

„der Bogen ein ideales Medium, um unseren Geist zu entspannen"

1 Für die Unterstützung - Danke

nen. Michael hatte zu diesem Zeitpunkt schon meinen langjährigen Freund und Lehrmeister Dr. med. Kurt Mosetter für einen Anteil in diesem Buch gewinnen können. Die Aufteilung einer solchen Aufgabe auf verschiedene Schultern, trägt zum entspannten Arbeiten bei. Wir wünschen Ihnen nun viel Erfolg und Spaß beim Studieren und Probieren der Übungen.

Markus Rachl

Inhaltsverzeichnis

1	Für die Unterstützung - Danke	3
2	Einleitung	5
3	Der Geist – der Muskel – der Bogen	9
4	Die Erfahrungen	13
5	Kurt Mosetter	21
5.1	KiD - Kraft in der Dehnung und Bogenschiessen	21
5.2	Trainingslehre	24
5.3	Weitere Besonderheiten dieser Trainingsstrategie	25
5.4	Die KiD-Übungen als selbst-aktive Prävention u. Leistungssteigerung	27
5.5	Übung: „Der Kreis der Hände"	28
5.6	Der Atlas und der Kiefer	29
5.7	Übung: „Der Blick der Eule"	30
5.8	Von den KID-Übungen zum Bogenschießen	30
6	KiD u. Leistungssteigerung im Bogensport	33
7	„Los geht's" - die Übungen	35
7.1	Unterarm- und Fingerbeuger	35
7.2	Finger- und Unterarm-strecker	37
7.3	Streckerachse Arme und Hände	40
7.4	Beugerachse Arme und Hände	43
7.5	Vorderer Muskelbogen, Stand	46
7.6	Hinterer Bein- und Armbogen im Stand	49
7.7	Seitlicher Muskelbogen Bein und Arm im Stand	52
7.8	Armstrecker seitlich	56
7.9	Hintere Unterschenkel- und Fußkette im Stand	58
7.10	Vordere Unterschenkel und Fußkette im Stand	60
7.11	Vorderer Muskelbogen, Einbein-Stand	62
7.12	Vorderer Muskelbogen, Einbein-Kniestand	64
7.13	Vorderer Muskelbogen, Kniestand	66
7.14	Hinterer Bein und Rückenbogen	69
7.15	Innere Oberschenkel-kette im Kniestand	72

7.16	Innere Oberschenkelkette, stehend	75
7.17	Hinterer Halsmuskel- und Rückenbogen	78
7.18	Vorderer Hals- und Bauchmuskelbogen	80
7.19	Kiefer und Kaumuskulatur	82
8	**Anhang**	**85**

Titel

1 Für die Unterstützung - Danke

Mein Dank gilt allen, die an der Entstehung dieses Buches beteiligt waren:

- Dem Initiator und Ratgeber Michael Reimold.
- Helmut Ehl, People Art – Photo-Design.
- Meiner Frau Peggy, sowie meinen Söhnen Mike, Yves und Mirco die viele Abende auf mich verzichten mussten und mich bei allen Projekten unterstützt haben.

Durch meine breit gefächerten Ausbildungen erhielt ich Einblick in verschiedene Medizinische Denkmodelle. An dieser Stelle ist es vielleicht eine gute Möglichkeit, mich bei meinen hervorragenden Lehrmeistern zu bedanken. Sie haben mich fachlich immer auf den neuesten Stand gebracht.

„Die Motivation weiterzulernen entsteht nur, wenn ein Lehrmeister ein Feuer im Schüler zu entfachen vermag."

Meine Persönlichkeitsentwicklung prägten entscheidend:

„als Lehrmeister ein Feuer im Schüler entfachen"

- Meine Eltern Roswitha und Heinrich Martin Rachl.
- Der Arzt Walter Packi, der in der Physiotherapieausbildung die Sichtweise der aktiven Muskulatur in Ketten prägte.
- In Konstanz traf ich 1995 Dr. med. Kurt Mosetter. Mit ihm darf ich seither den Weg der Myoreflextherapie beschreiten. Er war mir in diesen Jahren immer ein vorbildlicher Lehrer, der auf all meine Fragen geduldige Antworten hatte. Er steht in allen Lebenslagen mit Rat und Tat zur Seite.
- In Karlsruhe durfte ich beim Team Dr. Dr. Hildebrand eine schulmedizinisch ausgerich-

tete Ausbildung zum Heilpraktiker absolvieren. Dort entwickelte sich eine Freundschaft mit Damir Lovric. Er ist unter anderem Sozialpsychologe und hat ein Lernsystem integriert, dass es mir sehr erleichterte all den Stoff zu lernen. Er war immer auch ein guter Kritiker bei meinen oft vereinfachenden Sichtweisen.

- Heute kann ich dank Prof. Dr. Gottfried Fischer an der Uni Köln tiefere Einblicke in die Psychologie und in die von ihm begründete Psychotraumatologie erhalten.

„und es werden noch viele interessante Entwicklungen folgen..."

2 Einleitung

Anspannung – Entspannung im Gleichgewicht

Eine unserer ersten Fragen soll sein: Wie fühlt sich ein entspannter Muskel an? Unsere Patienten berichten direkt nach dem Lösen eines angespannten Muskels: „Jetzt wird es schön warm an der Stelle". Andere fühlen die Wärme im ganzen Arm oder Bein. Wieder andere sagen: „Ich fühle mich ganz breit aufliegend und sehr entspannt". Oder: „Endlich werde ich wieder so beweglich wie früher. Ich habe viel mehr Energie* und Kraft, auch mein Schmerz verschwindet".

* aus der östlichen Medizin!

Eine meiner Lieblingsbeschreibungen kommt von einer liebenswürdigen 73-jährigen Dame. Sie sagte in einer Sitzung: „Das was sie da an meinen Muskeln veranstalten tut zwar ganz schön weh, aber ich habe gemerkt, es ist ein sehr schmerzhafter Jungbrunnen!"

„ist ein sehr schmerzhafter Jungbrunnen!"

Viele Patienten schlafen schon nach der ersten Behandlung wieder eine ganze Nacht durch. Dies erklärt sich über eine so genannte Sympatikolyse. D.h., dass unser Flucht- und Kampfsystem entlastet wird. Das Sympatikussystem ist in Flucht- und Kampfsituationen für eine zum Sprung bereitgestellte, erhöhte Muskelspannung verantwortlich.

Wir tasten in unseren Praxen täglich Erwachsene, Kinder und Jugendliche ab. Schon unter Ruhebedingungen findet sich eine Flucht- und Kampfspannung in der Muskulatur. Diese ist noch nicht zwangsläufig krankhaft. Die Frage lautet: *„Wie viel Dauerspannung vertragen Sie persönlich, aufgrund Ihrer Vorgeschichte, bis Sie Schaden nehmen?"*

Wenn wir jetzt den „Bogen spannen" zum entspannten Muskel, erklärt sich, warum für Sie dieses Buch hilfreich sein wird. Ein Muskel der sich unter Ruhebedingungen entspannt führt zu:

- freiem Blutfluss - keine Stauung und Minderversorgung im Gewebe (Gefäßen).
- freier Fluss in den Nerven - keine Ausfälle des Fühlens und Bewegens.
- frei bewegliche Gelenke - keine Bewegungseinschränkung, Schmerzen oder Blockaden der Gelenke.
- Psychisches erleben - Leistungsstärke, freudige Stimmung.
- freie Beweglichkeit - mehr Kraft bzw. Leistung
- freie innere Organe - funktionstüchtig, keine Schmerzen über Funktionseinschränkungen
- erhöhte Parasympatikus*-Aktivität - Entspannung, Erholung

Erläuterung zu Parasympatikus-Aktivität...

„wollen Sie Veränderungen, müssen Sie aktiv etwas tun"

Wenn Sie all diese Veränderungen wollen, müssen Sie aktiv etwas dafür tun! Nun hoffen wir, dass viele Menschen jeden Alters zum Bogensport finden. Sie können über das Anspannen beim Trainieren und die entspannte, weichere Muskulatur über das Üben, zu Ihrem innerlichen, geistigen und körperlichen Gleichgewicht gelangen. Dazu noch eine ausgewogene Ernährung, dann ist die optimale Leistungen fast schon garantiert. Sie werden den Einfluss der Übungen auch an Ihrer Haltung bemerken. Wir sprechen von einem „aufrechten bzw. aufrichtigen " Menschen.

Weitere Ziele hinter den Übungen sind:

- Mehr Beweglichkeit
  - Längere Pfeile verwendbar
  - Mehr Aufzugskraft

- Stärkerer Bogen verwendbar
- weitere Entfernungen schießen
- Wohlfühlen / Entspannen
  - Leistung steigern
- Gesundheit fördern
  - Eigenverantwortung übernehmen
  - Wartezeiten in Praxen verhindern, Behandlungen bzw. Operationen verhindern
- Kosten senken für den Einzelnen, das Gesundheitswesen und für Arbeitgeber
- Für die Menschen in der heutigen Zeit Wege an die Hand geben, um in sehr kurzen Zeiteinheiten ein sehr effektives Training durchführen zu können.

Im nun folgenden Text werden für die Spannungsbeschreibung Abkürzungen verwendet:

„in sehr kurzer Zeit, ein effektives Training"

- **S1** - steht für einen lockeren, in Ruhe völlig entspannten Muskel z.b. bei einem Baby im Schlaf.
- **S1** - steht für eine Bogensehne, die nicht auf einen Bogen aufgespannt ist.
- **S5** - die Spannung im Muskel ist erhöht, er ist aber noch nicht maximal angespannt, z.B. wenn sie eine Tasse in Ihre Hand nehmen.
- **S5** - steht für einen Bogen, dem die Sehne aufgespannt wurde.
- **Smax** - steht für einen Muskel, den Sie mit maximaler Kraft anspannen.
- **Smax** - steht für einen, mit dem längsten Pfeil der möglich ist, aufgespannten Bogen.

Es unterscheidet sich nicht, ob Sie einen Bogen aufspannen oder einen entspannten Muskel anspannen.

2 Einleitung

Sie durchlaufen alle Stufen von **S1** bis **Smax** übergangslos, wenn die Bewegung gleichmäßig ausgeführt wird.

3 Der Geist – der Muskel – der Bogen

Von der Muskelentspannung zur Anspannung und wieder zur Entspannung

Als Bogenschütze weiß man, dass das Sportgerät im Ruhezustand **(Spannung = S1)** ohne „Sehnenspannung" an z.B. einer Wand auf zwei Auflagepunkten ruht.

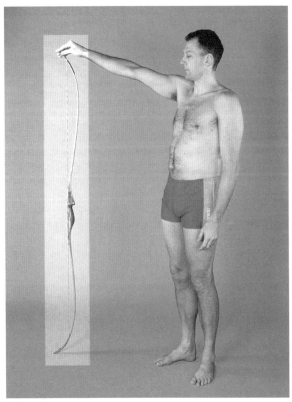

„der Bogen ist entspannt"

Bogen entspannt

3 Der Geist – der Muskel – der Bogen

Um der Freude des Bogenschießens nachgehen zu können, muss der Schütze die Sehne auf den Bogen spannen, wodurch die Bogenspannung **(S2 - S5)** erhöht wird.

„der Bogen ist gespannt"

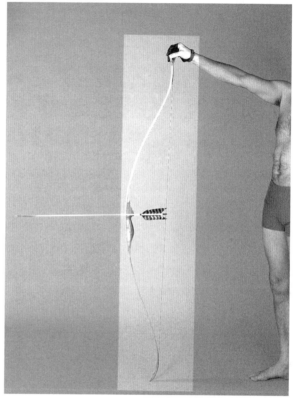

Bogen gespannt

Zum Schießen wird durch die Sehne die Spannung des Bogens über verschiedene Durchgangsstufen **(S5 - S10)** bis zum Maximum aufgespannt **(Smax.)**.

"Bogen und Schütze am Maximum"

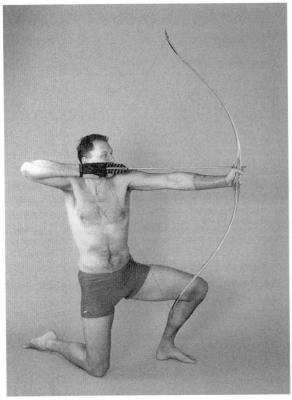

Bogen und Schütze

Wenn der Schuss gelöst wird, entspannt das Sportgerät bis **S5** zurück, ist aber nicht völlig entspannt!

Dieses Prinzip kann auf unsere Willkürmuskulatur* übertragen werden.

* Muskel, den man bewusst anspannen kann.

3 Der Geist – der Muskel – der Bogen

4 Die Erfahrungen

Meine Erfahrungen im Sport während der letzten 30 Jahre möchte ich kurz erläutern. Persönlich trainierte ich folgende Sportarten: Leichtathletik, Turnen, Rettungsschwimmen im Landeskader (bis zur inoffiziellen WM), Tauchsport, Schlittschuhlaufen, Jiu-Jitsu, Ju-Jutsu (Landeskader bis zur DM) Mountainbike, Inlineskaten, Rudern, Skifahren, Joggen, Volleyball, Fußball, Bogenschießen, KiD-Übungen* (als Ausbilder Lehrgänge für verschiedenste Sportarten).

KiD = Kraft in Dehnung

Durch die Erfahrungen im Sport kann ich aus heutiger Sicht berichten, dass wir oft produktiver für unsere Leistungsfähigkeit trainieren könnten.

Die **traditionellen Kampfsysteme** der Shaolin Mönche zeigen heute noch Übungen, die im **hohen Alter Kraft, Geschmeidigkeit und Schnelligkeit vereinen**. Ein 85 Jahre alter Meister sagte bei einer Vorführung in Offenburg: „Das höchste Ziel im Leben ist es, die Geschmeidigkeit deines Körpers zu erhalten". Nebenbei stand er auf einem Bein, das andere hatte er senkrecht in der Luft! Da körperliche Beweglichkeit auch geistige Beweglichkeit nach sich zieht (z. B. gute Hirndurchblutung), ist er auch geistig sehr rege.

Jahrtausende alte Traditionen des Shaolin Kung-Fu kamen ohne die heutigen, modernen Möglichkeiten aus. Wissenschaftler erklären uns heute wie Muskelumbau und Verbrennungsprozesse im Muskel oder ein Lacktatstoffwechsel funktionieren. Die Mönche haben einfach nur beobachtet!

Was ich über die vielen Jahre des intensiven Sports beobachtet habe, sind wenige Sportler ohne Verletzungen (Muskelfaserrisse, Zerrungen, Stauchungen etc.).

Oft entstehen Verletzungen traumatisch, oft aber auch scheinbar aus dem Nichts und sind heute an der Tagesordnung. Dies obwohl viel gedehnt (Stretching) und viel Kraft trainiert wird.

Eine gute Möglichkeit dies zu verhindern ist ein im Ruhezustand weicher Muskel.

Gesundheit ist ein seltenes Gut im Sport. Deshalb müssen wir alles dafür tun gesund zu bleiben. **Wir haben als Sportler nur dann gewonnen, wenn wir durch unser Training mehr gewinnen als verlieren.** Damit meine ich auch die Langzeitfolgen wie z.b. Artrosen.

„Eine gute Möglichkeit dies zu verhindern ist ein im Ruhezustand weicher Muskel"

Wir müssen uns fragen, ob wir mit einer anderen Art wie wir Muskelspannung aufbauen, viele Verletzungen vermeiden und die optimale Leistung bringen können. Da jeden von uns die eigene Erfahrung prägt, werden jetzt einige Trainer oder trainierte einwenden: „Aber ich bin doch erster, das heißt ich kann die optimale Leistung erbringen!" Die Frage aus meiner heutigen Erfahrung und meinem heutigen Wissen: Wie gut ist die Leistung, wenn die **Arbeitsmuskulatur in Ruhe weich** ist. Als Analogie zu Pfeil und Bogen: S1.

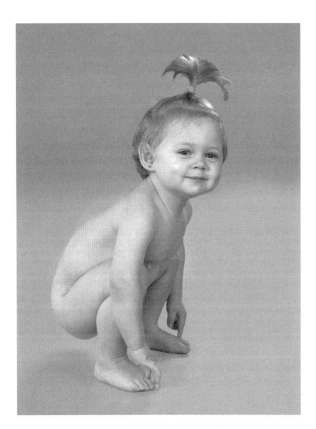

Wir erreichen eine optimale Kraft nicht durch Erhöhung der Spannung sondern durch Reduzieren des Widerstandes. Daraus resultiert eine wesentlich bessere Leistung, denn gebremste Kraft wird freigesetzt, was unserem Ziel entspricht.

Was sich bei Trainingslehrgängen, die ich inzwischen für 10 verschiedene Sportrichtungen gehalten habe, immer wieder zeigt: Selbst wenn in Erholungspausen die **Teilnehmer völlig entspannt am Boden liegen**, sind bei **Palpation die Muskeln** an Armen, Beinen, Brustkorb, Hals, Kiefer etc. in einer Spannung, wie ein Bogen, dem die Sehne aufgespannt bleibt **(S5)**.

„wir erreichen eine optimale Kraft nicht durch Erhöhung"

4 Die Erfahrungen

Wenn wir in unserer Praxis Patienten behandeln und deren Muskulatur per Druckpunktstimulation (am Sehnen-/Knochenübergang) die Ruhespannung von **S5** in Richtung **S1** absinkt, beschreiben sie uns später: Ich habe wieder mehr Leistungsfähigkeit! (beim Treppen steigen oder bei der Gartenarbeit etc.).

Die Frage, die jetzt auftaucht: Wie kann ein Training gestaltet werden, damit die Muskulatur zwar wie ein Bogen aufgespannt werden kann, aber auch mal völlige Entspannung herrschen darf – wie ein Bogen ohne Sehne!

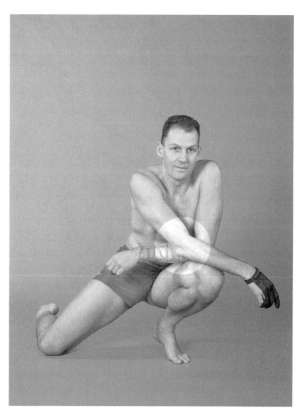

Beim Beobachten der „Shaolin-Mönche" zeigt sich eine unglaubliche Schnelligkeit, Kraft und Ausdauer. Alleine über Muskeltraining wäre dies wohl nicht zu erreichen. Dazu kommen Meditation, Konzentration und spartanische Ernährung. Im Westen wie ein Mönch zu leben, entspräche nicht unserem Kultur- und Arbeitskreis.

Krafttraining in unserem Lebensumfeld verstehen wir z. B. als Liegestütze, Sit-up's oder gar Trainieren an Geräten. Der Muskel wird dabei immer im mittleren Arbeitsbereich (Aktin / Myosin werden parallel eingebaut) bis in die Verkürzung trainiert. Langfristig geht die physiologische Beweglichkeit, wie sie z. B. bei Kindern (weiche Muskeln!) noch zu finden ist, verloren.

Unser Ansatz ist ein kombiniertes Kraft- und Beweglichkeitstraining. Das heißt, eine ganze Muskelkette wird völlig aufgedehnt.

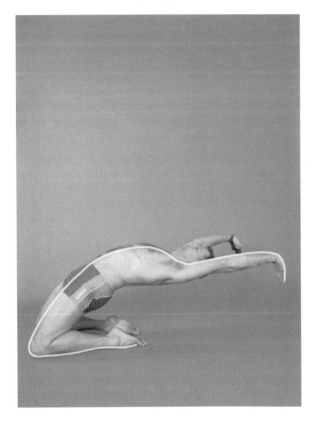

„eine ganze Muskelkette wird völlig aufgedehnt"

4 Die Erfahrungen

Dann wird gegen einen äußeren Widerstand oder die Schwerkraft, eine leichte Kraft entwickelt. In Abhängigkeit vom jeweiligen Trainingszustand. Ähnliches kennt man in der Physiotherapie als PNF – Hold relax oder PIR.

„KiD bedeutet Kraft (Körperaktivität) in Dehnung"

Wir nennen diese Form des Trainings: KiD = Kraft (Körperaktivität) in Dehnung.

Die Vorteile:

1. Die Muskulatur hat in völliger Aufdehnung keine Andockstellen für Aktin / Myosin mehr, d. h. es reicht ein leichter Krafteinsatz für effektives Training.

2. In einer Muskelkette vereinen sich mehrere Muskeln, die sonst mit viel Zeitaufwand (Studiotraining) alle einzeln auf Kraft trainiert werden müssen. Es reicht eine sehr kurze Zeit (Minuten) fürs Training.

3. Da unser Gehirn Bewegung bestimmt und die Umbauprozesse veranlasst, reicht ein sehr kurzer Reiz (Sekunden) um Umbauprozesse (Sarkomereinbau) zu veranlassen.

4. Man muss nicht mehr trennen, was zusammengehört. Beim Sport war bisher Motto: Erst warmlaufen, dann dehnen, dann kräftigen. Mit KiD wird gleichzeitig gedehnt und gekräftigt.

„nicht trennen, was zusammen gehört"

Was uns viele Teilnehmer in den Lehrgängen nach einer Übung berichten: „Jetzt wird es warm in den Armen/Beinen. Es fühlt sich sehr locker an. Dies ohne warmzulaufen."

Unser heutiger Kulturkreis gibt uns ein Schönheitsideal vor: alles muss schön straff und glatt sein. Dies zeigt sich z.B. in glatt gebügelter Wäsche, in Facelifting und Anti Aging sowie Training für Bauch, Beine und Po zum Straffen der Muskulatur. Wenn wir nun unsere Muskulatur entsprechend den KiD-Übungen trainieren und mit Druckpunkten am Muskelansatz/Ursprung behandeln, sinkt der „Muskeltonus"* auf einen Spannungszustand in Ruhe von S1-5.

Muskelspannung

Da aber in unserem Kulturkreis niemand weiche Muskeln haben möchte und weiche Muskeln mit schlaff und kraftlos gleichgesetzt wird, trainieren alle auf straffe Muskeln. Straffe Muskeln in Ruhe entsprechen aber schon der Ruhespannung des Bogens S5. Eine optimale Leistungsamplitude ist nur mit weichen und langen Muskeln möglich.

Da unser Gehirn mit abgespeicherten Bewegungsprogrammen die Kraftentfaltung der Muskulatur bestimmt, entscheidet maßgeblich die Länge und Grundspannung des Gegenspielers über die Kraftentfaltung des aktivierten Muskels. Je weicher ein Muskel im Ruhezustand, desto besser seine Kraftentwicklung und seine Leistungsmöglichkeit. Er sorgt so mechanisch für freien Durchfluss in seinem eigenen Gefäß- und Nervensystem.

Wenn wir kurz unser Denksystem wechseln, können Menschen die sich in asiatischen, traditionellen Systemen ausbilden lassen, sagen: „Wenn es in der Muskulatur warm wird, fließt die Energie!

Die gleichen Übungen nach dem KiD Prinzip lassen sich auch über das Meridiansystem der chinesischen Medizin ausdrücken! So entspricht der vorderen = ventralen Muskelkette (Kopfwender, gerader Bauchmuskel, Hüftbeuger, Oberschenkelstrecker, vorderer Schienbeinmuskel.) dem Magenmeridian.

Daraus lässt sich folgern:

Unsere Muskulatur produziert 80 - 85% unserer Energie (Zitronensäurezyklus). So wird über eine veränderte Vorgehensweise beim Training auch die Energie/Leistung besser fließen. Wir aktivieren die Energiebahnen/Meridiane und lösen Energieblockaden.

„unsere Muskulatur produziert 80 - 85% unserer Energie"

4 Die Erfahrungen

Auszug aus:

„Die großen Weisheiten des Buddha"

Das menschliche Bewusstsein ist unstetig und rastlos, schwer zu behüten und zu zügeln. Lasst darum den Weisen sein Bewusstsein ausrichten, so wie der Bogner seine Pfeile auswiegt.

Dhammapada

5 Kurt Mosetter

5.1 KiD - Kraft in der Dehnung und Bogenschiessen

Leistungssteigerung, Prävention und kreativer Selbstausdruck

Von Dr. med. Kurt Mosetter

Mit freundlicher Genehmigung, © Vesalius Verlag, Konstanz 2005

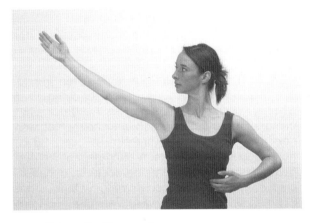

Traditionelle Konzepte

Die Muskulatur des Menschen wurde bisher in der angewandten Medizin zu wenig oder zu einseitig berücksichtigt. Auch bei den unterschiedlichsten Trainings- und Therapieformen werden in der Regel einzelne Muskeln oder Muskelpartien berücksichtigt. Muskeln können bei Bedarf trainiert und gestärkt werden; bei starken Verletzungen können sie operativ behandelt werden; einzelne Muskeln können aber auch gedehnt oder einfach nur massiert und eingerieben werden.

„in der Regel werden einzelne Muskeln oder Muskelpartien berücksichtigt"

Die Grundlagen der KiD-Methode

Der lebendige Organismus ist in *biomechanischer* Hinsicht so gebaut, dass er den physikalischen Kraftgesetzen folgt. Der **Gesamtzustand** eines solchen Biomechanismus ist dann *gesund*, wenn die verschiedenen Kräfte **harmonisch** und ausbalanciert miteinander wirken und arbeiten. Jeder Verstoß und jede Missachtung dieser Balance (in Form von mangelnder oder einseitiger Bewegung, Überlastung, Unfällen etc.) zieht entsprechende Einschränkungen oder Schädigungen mit sich. *Krank* oder leidend wird ein Organismus in biomechanischer Hinsicht dann, wenn solche Verstöße *zu stark* sind. Jedoch auch schwächere aber sich wiederholende Verstöße steigern sich zu Verletzungen und können Selbstausdruck und Leistungsvermögen beeinträchtigen. Schon-Haltungen etablieren sich und werden zum Normalzustand, ohne dass wir uns dessen bewusst sind.

„**die körperliche Meldung eines Verstoßes geschieht durch einen Schmerz**"

Die körperliche Meldung eines solchen Verstoßes (die Bewusstwerdung) geschieht durch einen *Schmerz*. Schmerzen können als Ausdruck eines gestörten *Gesamtgleichgewichts* betrachtet werden. Da die meisten Muskeln Teil des Bewegungsapparates sind, kann auch gesagt werden: Schmerzen signalisieren eine gestörte, unharmonische *Bewegungsgeometrie*. Ohne die Schmerzsignale würden viele Verstöße und Fehlbelastungen nicht bemerkt werden - unabänderliche Schädigungen und Verletzungen des Organismus wären die Folge.

„**nicht nur die betroffene Stelle des Körpers behandeln**"

Wichtig ist nun, dass bei einem solchen Schmerzsignal *nicht nur* die betroffene Stelle des Körpers behandelt wird. Die jeweilige Problemstelle darf nicht von dem biomechanischen *Gesamtnetz* des Organismus *isoliert* und abgesondert werden. Denn es kann sein (und meistens ist dies auch tatsächlich der Fall), dass die *eigentliche Ursache* und das *Grundproblem* sich gar nicht da befinden, wo es dann schließlich weh tut. *Schmerzpunkt und Schmerzverursacher können sich an verschiedenen Körperstellen befinden.*

Bereits bei einem stark vereinfachten Beispiel wird dies deutlich: Wir gehen von einer quadratförmigen Muskelstruktur aus, deren vier gelenkige Eckpunkte durch Muskelzüge miteinander verbunden sind. Im gesunden entspannten Zustand ist diese Form ausbalanciert und symmetrisch. Kommt es nun beispielsweise am Punkt d auf Grund eines verkürzten oder verspannten Muskels zu einer einseitigen Zugkraft in Richtung e, so wird die Symmetrie gestört. Die Zugkraft, bzw. die Quelle der Störung kommt somit *nicht nur* in Punkt d zur Wirkung, sondern auch an allen mit diesem Punkt verbundenen Bereichen. Dieses muskuläre Ungleichgewicht kann somit auf Grund der unsymmetrischen Stellung im Bereich a einen Schmerz hervorrufen. Schmerzursache und Schmerzpunkt sind also nicht identisch. Dies kann genauso für die Punkte b und c gelten.

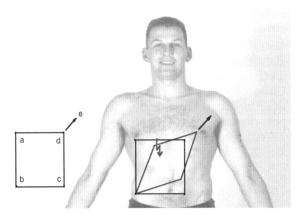

Eine Behandlung am Ort der Einschränkung oder der Schmerzen kann somit kaum eine Beseitigung der Ursache bringen.

Ist die Symmetrie erst einmal in einem Bereich des Körpers gestört und besteht diese über einen längeren Zeitraum, so treten über die muskulären Verbindungen zu anderen Regionen auch in diesen Spannungen bzw. Schmerzen auf. Vergleichen wir das Zusammenspiel der Muskulatur mit

„die Behandlung an der richtigen Stelle durchführen"

dem Zusammenspiel eines Orchesters, so kann es sein, dass eine falsche Geige das ganze harmonische Zusammenspiel aus dem Gleichgewicht bringt.

Die KiD-Übungen berücksichtigen diese biomechanischen Gesetzmäßigkeiten. Schmerzt es wie in unserem Beispiel an Punkt b, so trainiert sie *ursächlich*, d.h. sie legt den Trainingsschwerpunkt auf die Verbindung der Bereiche d und e.

„mit KiD und Bogen therapieren"

Über KiD und Bogenschießen kann man also *indirekt* Schmerzbereiche selbst therapieren. Die *eigentliche Behandlung* und die *Lösung* des Problems wird an diesen *weitergeleitet* - genauso wie zu Anfang die *eigentliche Ursache* ihr Problem *weitergeleitet* hat.

5.2 Trainingslehre

Natürlich ist der menschliche Organismus und seine Biomechanik nicht so einfach und übersichtlich, wie auf dem obigen Schema. Das Gesamtnetz eines jeden Lebewesens ist eine hochkomplexe Sache. Für eine Bestimmung der jeweils richtigen und wichtigen Punkte und Linien sind wichtig:

- Der Sichtbefund und Bewegungsanalyse

- *Die Empfindungen des Bogenschützen* - er kann am besten angeben, wie und wohin ein Problem weitergeleitet wird. Zudem entspricht meistens das Schmerzempfinden dem *Grad der Verspannung*. Je höher die Spannung, je höher die Empfindlichkeit des Bogenschützen an der betroffenen Stelle.

- Die jeweiligen *Beobachtungen* des Trainers am Bogenschützen - z.B. wie er sich bewegt, ob er irgendwelche Fehlhaltung einnimmt, bestimmte Ausweichbewegungen während des Trainings macht oder ob bestimmte Gelenke angeschwollen sind, usw.

- Darüber hinaus ist der *Dehnungsbefund* sehr bedeutsam. In Kombination mit den Rückmeldungen des Bogenschützen kann festgestellt werden, wo die jeweiligen Grundprobleme liegen und wo die Problembahnen verlaufen. Wo sind Muskeln besonders stark verhärtet oder verkrampft? - Wo tut es bei entsprechendem Druck noch weh?

Damit führt diese Vorgehensweise zur individuellen Erfassung des Körperschemas. Gearbeitet wird in erster Linie mit den *Händen*. Durch diese Strategie wird das eigentliche Problem sowohl aufgesucht und bestimmt (= *Diagnose*), als auch angegangen und gelöst (= *Therapie*). Diagnose und Trainingsoptimierung gehen somit Hand in Hand.

5.3 Weitere Besonderheiten dieser Trainingsstrategie

Ein Bogenschütze trägt eine Bewegungseinschränkung im oberen Rücken (Bereich der Brustwirbel) mit sich. Von den anatomischen Gegebenheiten her verlaufen wichtige Verbindungslinien von den *Brustwirbeln* her nach vorne - hin zum *Brustkorb* und *Brustbein*. So verläuft die Problemlinie quasi *wie ein Kreis* einmal um den Menschen herum.

„ein Bogenschütze trägt eine Bewegungseinschränkung..."

Eine Art des *Ungleichgewichts* kann darin bestehen, daß der muskuläre Bereich der Brust / des Brustbeins zu *verkrampft* ist (dass dort *zuviel* Spannung ist) - auf die Rückenwirbel kann dann eine *zu starke Zugkraft* wirken - hinten kann Spannung oder Schmerz auftreten. Wird die Verkrampfung im Brustbereich behoben, kommt die störende Zugkraft im Rücken zum Verschwinden - das Rückenproblem wird *gelöst*.

Ein weiteres Beispiel: Wenn wir den Arm beugen, dann betätigt sich der Beuger *(Musculus biceps brachii)*Strecken wir den Arm wieder aus, dann wird der Strecker *(M. triceps brachii)* tätig. Beuger und Strecker sind Gegenspieler *(Antagonisten)*. Wenn der eine in Aktion tritt und seine Bewegung ausführt, muss der *andere* nachgeben und *passiv* bleiben. Ohne diese gegenseitige Berücksichtigung und Anpassung könnte keine richtige und fließende Armbewegung ausgeführt werden - der eine Muskel würde den anderen bremsen und behindern.

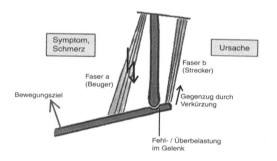

„die einzelnen Muskeln erhalten so ständigen Input und Korrektur"

Jeder Muskel hat *Sensoren (Muskelspindeln* und Sehnenorgane), ebenso gibt es *Gelenksrezeptoren*. Diese *registrieren* die jeweilige *Dehnung*, die Aktivität eines Muskels und die Stellung der Gelenkpartner zueinander. Bestimmte Nervenfasern melden diese dem Rückenmark. Über *Bewegungsprogramme* des Gehirns und Schaltkreise des Rückenmarks werden so *Bewegung und Gegenbewegung, Beugen und Strecken, Aktivität und Loslassen* aufeinander *abgestimmt*. Die einzelnen Muskeln erhalten so ständigen Input und Korrektur - so können sie als Teile eines Gesamtsystems (einer Gesamtbewegung) arbeiten - die verschiedenen Aktivitäten und Bewegungen werden so *koordiniert*.

Diese *Reflexfunktionen* macht sich die *Muskel-Funktions-Strategie* zunutze. Wird ein Muskel an der richtigen Stelle in der Dehnung aktiviert, dann kann durch einen entsprechenden Reflex eine Aktivität des Muskels vorgetäuscht werden. Der entsprechende *Gegenmuskel*, der zu *angespannt* oder verkürzt ist, erhält dann die *Meldung*, zu *entspannen* und loszulassen. Ein verhärteter Muskel, an den man von außen mit den Händen gar nicht heran kommt, kann mit diesem Trick *indirekt* gelöst werden.

5.4 Die KiD-Übungen als selbstaktive Prävention u. Leistungssteigerung

Beim Muskel-Funktions-Training und den KiD-Übungen (Kraft in der Dehnung) handelt es sich um eine Trainingsstrategie, bei der der Bogenschütze mit Muskelketten auf sehr vielen Ebenen aktiv arbeitet. Der Trainer provoziert am Muskelsystem Überspannungen. Die Spannung ist dann so hoch, dass sich der Körper nicht mehr mit ihr arrangieren kann. Es wird ein Regelkreis in Gang gesetzt. Diese Überspannung wird durch Impulse ans Rückenmark (Reflexfunktion), und von dort ans Gehirn weitergeleitet. Das Gehirn, das den normalen Spannungszustand gespeichert hat, sorgt nun dafür, dass dieser wieder eingestellt wird.

„der Bogenschütze arbeitet mit Muskelketten auf sehr vielen Ebenen aktiv"

Diesen Vorgang kann man mit der Bedienung eines Computers vergleichen. Die Muskeln übernehmen hierbei die Rolle der Tastatur, die vom Therapeut bedient wird. Entsprechend der Arbeitskapazität und der vorhandenen Software wird der eigentliche Veränderungs- bzw. in unserem Fall der Therapieprozeß, vom *Innenleben* des Computers bzw. des Bogenschützen geleistet.

der Therapieprozeß, wird vom Bogenschützen geleistet"

Wir können uns diesen Sachverhalt mit dem Bild eines sich selbst regelnden Systems vorstellen, das nur *indirekt* beeinflusst werden kann. Die Muskelfunktionstherapie behandelt nicht mechanisch, sondern im wesentlichen über Informationen; sie arbeitet *indirekt* an den Muskelfühlern - die Schaltzentralen des Patienten (Gehirn, ZNS) *deuten* den Fingerdruck des Therapeuten - entsprechend den eigenen Regelmechanismen kann der Patient reagieren, er kann eigene Bewegungs*programme wieder-aktivieren -* **der Patient behandelt (reguliert) sich selbst!** Mit den Elementen des Bogenschießens wird dieser Prozess weiter spielerisch optimiert und integriert.

5.5 Übung: „Der Kreis der Hände"

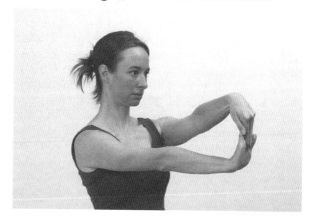

Nehmen Sie eine stabile und aufrechte Ausgangsstellung im Stehen oder im Sitzen ein. Strecken Sie nun beide Arme nach vorne aus. Drehen Sie die Handinnenfläche der rechten Hand nach vorne.

Ziehen Sie nun diese Hand mit den Fingerspitzen der linken Hand zurück, so dass Sie eine deutliche Dehnung in Ihrem rechten Innenarm spüren.

Der Ellenbogen des gedehnten Armes sollte durchgedrückt sein. Die Finger des gedehnten Armes drücken nun in die andere Hand.

Achten Sie bei dieser Übung darauf, dass Sie die Schultern nicht hochziehen und verkrampfen.

Machen Sie sodann die Gegenübung: Dehnen Sie die Arm-Strecker, indem Sie nun den Handrücken nach vorne wenden und mit der anderen Hand diesen leicht zu sich ziehen. Der Handrücken kann auch leichten Gegendruck aktivieren.

5.6 Der Atlas und der Kiefer

Der *erste Halswirbel* heißt *Atlas* - er trägt den Kopf. Ihm kommt von allen Wirbelkörpern eine besondere Bedeutung zu, da Fehlstellungen bzw. Blockierungen in diesem Bereich weit reichende Symptome hervorrufen können. Eine Bewegungseinschränkung in der Halswirbelsäule muss durch eine übermäßige Bewegung anderer Wirbelbereiche ausgeglichen werden. Schnell führt dies zu einer Überbeanspruchung (unfunktionellen Belastung) in diesen Wirbelbereichen.

Weiterhin steht der erste Halswirbel direkt mit dem *Kiefergelenk* und dem *Gleichgewichtssystem* in Verbindung. Durch Fehlstellungen in den Kopfgelenken können zudem funktionelle Durchblutungsstörungen auftreten und diese Einschränkungen können die verschiedensten Einschränkungen verursachen (z.B. Migräne, Schwindel). Über Entspannung, sich aufrichten – sich ausrichten, über gezielte kontrollierte Anspannung im Bewegungsablauf des Bogenschießens richten sich auch die oberen Kopfgelenke und der Atlas neu aus.

Umgekehrt kann über eine gezielte Regulation der Hals- und Kiefermuskulatur der Ablauf und die Ausrichtung des Bogenschießens deutlich verbessert werden. Jede auch noch so feine Körperbewegung ist eingebettet in das Gesamtnetz

„über gezielte Anspannung beim Bogenschießen, entspannen"

unserer Muskulatur. Gerade beim Bogenschießen ist das sehr wichtig; denn hier machen sich bereits allerfeinste Ungenauigkeiten an der Zielscheibe deutlich bemerkbar. Fehlstellungen in den Kopfgelenken und Verspannungen des Kiefers können die Ausgangsbasis und die Ausrichtung des Schützen, seine Haltung und Führung verzeichnen; über die Distanz der Flugbahn erscheinen solche Störungen gleichsam vergrößert.

Auch hier bieten sich einfache aber sehr effiziente Übungen an; zwei Beispiele, wie die betroffenen Strukturen zum einen entspannter und dadurch zum anderen besser koordiniert werden können:

5.7 Übung: „Der Blick der Eule"

Nehmen Sie eine stabile und aufrechte Ausgangsstellung (vorzugsweise im Sitzen) ein. Richten Sie die Brustwirbelsäule auf. Drehen Sie nun den Kopf vorsichtig aber möglichst weit nach links. Halten Sie diese Position für einige Atemzüge.

Achten Sie darauf, dass Sie die Schultern nicht hochziehen und verkrampfen. Schulter und Oberarm sollten Sie eher unten bzw. hinten halten.

Variation / Partnerübung: Der Partner positioniert sich zu Ihrer Linken. Von hier kann er eine Hand an Ihr rechtes Kinn und oder an die rechte Wange legen. Nun können Sie mit dem Kopf gegen den Widerstand dieser Hand einen leichten Bewegungsimpuls nach rechts geben.

5.8 Von den KID-Übungen zum Bogenschießen

Bogenschießen zeigt sich mit seinen mehrstufigen Phasen von Entspannen-Anspannen-Entspannen als geradezu ideal, sowohl für Anschlussübungsprogramme nach überwundenen

Problemen im Bewegungsapparat, als auch zur Prävention und Prophylaxe vor Ungleichgewicht und Schmerz.

- Schon die Vorbereitung zum Spannen des Bogens führt über die Vorstellung zu einer Aufrichtung des Körpers und seiner Wirbelsäulenabschnitte.
- Das „sich Aufrichten" geht über in ein mentales sich Ausrichten.
- Das Spannen des Bogens bzw. die Streckung des Führungsarmes läuft parallel zum Verlassen einstiger Beugemuster in der Hals- und Brustwirbelsäule. Diese Bewegungsmomente leiten ein ideales Anspannen in aufgerichteter Position der Rückenstrecker ein. Dabei sind die typischerweise verkürzten Bauchmuskelgruppen aufgedehnt.
- Die Streckung des Führungsarmes erlebt seine Fortsetzung in der Bewegungskette von Schultergürtel und Rückenmuskulatur. Gleichzeitig findet in der horizontalen Ebene eine perfekte Aufdehnung des Brustkorbes in die gegenüberliegende Schulter und Streckergruppe des Oberarmes statt, welcher erst im Ellbogen in seine Gegenspielergruppe der Bewegung des Zugarmes übergeht.
- Im Prozess des Ausrichtens reiht sich das System der Halswirbelsäulenmuskulatur ins „Symphoniekonzert" mit ein.
- Im Zustand vor dem Abschießen des Pfeils wird ein Kräftegleichgewicht der angespannten Entspannung, und gleichzeitig eine entspannte Anspannung angestrebt: Der Körper befindet sich hier in einem idealtypischen Zustand von höchster Konzentration und Ausrichtung. Die Schulung der totalen gleichzeitigen Entspannung, der „Nicht-Fixierung" auf das Ziel, führt so zu körperlicher und mentaler Meisterschaft.

„im Zustand vor dem Abschießen..."

„Bogenschießen wird so zu einem kreativen Selbstausdruck"

- Jede Kraft bewirkt und trägt in sich eine Gegenkraft. Die Gegenkraft ist nicht der Feind der Kraft, sondern das Attribut. Die Arbeit und Funktion in Bewegungsketten, welche von den Zehenspitzen bis zu den Fingerspitzen durchlaufen, ermöglicht weiche Bewegungen. Die Muskeln der Füße, der Beine und des Rückens stabilisieren, stützen und entlasten die Regionen der vordergründigen Anspannung im Schultergürtel und in den Armen. Bewegungselemente in Aufmerksamkeit, sanftem Willen, Achtsamkeit bei gleichzeitig spielerischer Motivation und freudiger Bewegung leiten „Lernen" auf mehreren Ebenen ein. Motorisches und mentales Lernen prägt unsere Gehirnaktivitäten sowie diese gleichzeitig unsere körperliche Verfassung und Gesundheit bewirken. Bogenschießen wird so in einem kreativen Selbstausdruck zur Möglichkeit unseren Körper, unser Gehirn und unsere Persönlichkeit zu prägen und zu entfalten.

6 KiD u. Leistungssteigerung im Bogensport

Die wichtigsten Prinzipien des funktionellen Muskelketten-Trainings

Wenn man sich sehr viele Übungen einprägen muss, um ein Trainingsprogramm zu absolvieren, hält es eher vom Trainieren ab. Aus meiner Sicht ist es sinnvoller sich ein paar grundlegende Prinzipien einzuprägen, als wie „X" verschiedene Übungen.

„es ist sinnvoller sich ein paar grundlegenden Prinzipien einzuprägen"

- Nicht einzelne Muskeln dehnen, sondern die ganze funktionelle Muskelkette.
- Dehnung gegen externen Widerstand. Die Dehnendstellung ist erreicht, wenn ein starkes Ziehen eventuell ein Dehnschmerz auftritt. Nur die Dehnstellung reicht als Training nicht aus, da das Bewegungsprogramm im Gehirn nicht umgestellt wird und die Gefahr von Zerrungen besteht.
- Aktivierung der Muskelketten in der Dehnungsendstellung. Solang die Muskelkette langsam aktiv angespannt wird, können keine Traumen gesetzt werden, da der Körper vorher einen Schutzmechanismus einsetzt in Form von Kraftverlust oder starken Schmerz.
- Kein Bewegungsausschlag in die Verkürzung sondern isometrische Anspannung.
- Das Training des Muskels in der Länge, kombiniert mit einem Krafttraining im mittleren Arbeitsbereich führt zu einer erheblichen Leistungssteigerung. Gleichzeitig sinkt das Verletzungsrisiko der Muskulatur.
- Die einzelnen Übungen in verschiedenen Winkelstellungen der Gelenke ausführen, um alle Faseranteile des Muskels zu trainieren. Immer beide Seiten trainieren.

„immer beide Seiten trainieren"

- Aktivierungsdauer: bis die Muskelkette zittert oder nur Sekunden (Bewegungsprogramm aktiviert im Gehirn).

- Nach jeder Aktivierung der gedehnten Muskelkette ist es unbedingt notwendig kurz die Gegenspieler (Antagonisten) zu aktivieren, damit das Gleichgewicht zwischen aktiver und passiver Muskelkette wieder hergestellt ist.

- Im Verlauf der Muskelketten liegen ebenfalls die Meridianbahnen aus der Akupunktur (O. Bergsmann – Projektionssymptome). Folglich kommt es bei diesem Trainingssystem der Muskelketten auch zu einer Aktivierung der den Organsystemen zugeordneten Meridianen.

- Als Kontraindikationen sind immer bei Prothesen die vorgegebenen Bewegungsrichtungen zu beachten.

7 „Los geht's" - die Übungen

7.1 Unterarm- und Fingerbeuger

„Kreis der Hände I"

Als Ausgleich für Ihre Fingerbeuger, die während des Schießens immer in einer Beugestellung fixiert sind. Ebenso sind in unserem Alltag die Beuger ständig überlastet.

Beim Bogenschießen können Sie so den Ankerpunkt länger halten. Der Auszug wird lockerer. Sie können den Schuss leichter und lockerer lösen.

„die Top 5 Übungen in unserem Kulturkreis"

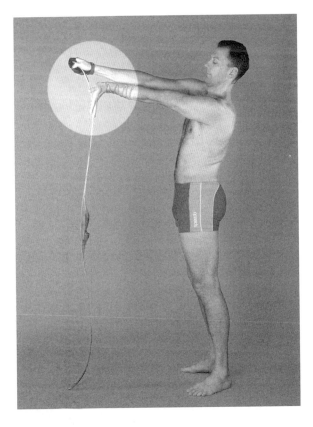

- *Aktivierte Muskelkette:* - Finger- und Handbeuger - Ellenbogenbeuger.
- *Zugehörige Meridiane:* - Lunge - Kreislauf - Sexus - Herz.
- *Indikationen:* - Beschwerden im Bereich Finger, Hand, Handgelenk, Ellenbogen, Schulter, Halswirbelsäule.

Übung

> *Ausgangsstellung:*

- Stand

> *Übungseinstellung:*

- Stellen Sie den Bogen vor sich auf den Boden. Mit einer Hand an der Spitze festhalten. Die andere Hand mit der Handinnenfläche gegen den Bogen.

> *Aktivierung:*

- Finger ohne Bewegung in die Unterlage einkrallen.

> *Variationen:*

- **Stand** vor einem Tisch oder einer Wand Arme nach vorne strecken, Handinnenflächen zur Wand drehen. Zurück ziehen der Fingerspitzen, dabei den Ellenbogen durch drücken. Die *Finger* des gedehnten Armes gegen *die Wand drücken.* Dann die Hände immer weiter nach außen und unten drehen, bis die Finger zum Boden zeigen.

- **Als Eigendehnung:** Arm nach vorne strecken. Zurückziehen der Fingerspitzen, dabei den Ellenbogen durchdrücken. Die Finger des gedehnten Armes mit der anderen Hand festhalten. Nun drücken Sie die Finger gegen Ihre Hand

- **Fersensitz:** Hände schulterbreit vor den Knien auf den Boden stützen. Daumen nach außen drehen, bis die Fingerspitzen zum Knie zeigen. Wenn möglich sollten die Handflächen ganz auf dem Boden aufliegen. Ellenbogen müssen durchgestreckt sein. Die Hände werden nun soweit vom Körper nach vorne geschoben, bis ein Ziehen in den Handgelenken bzw. Unterarmen auftritt.

7.2 Finger- und Unterarm-strecker

„Kreis der Hände II"

Wenn Ihre Fingerstrecker länger und kräftiger werden, können die Beugemuskeln mehr Leistung bringen. Die Beuger der Finger halten Pfeile und den Bogen fest. Sie können den Schuss leichter und lockerer lösen.

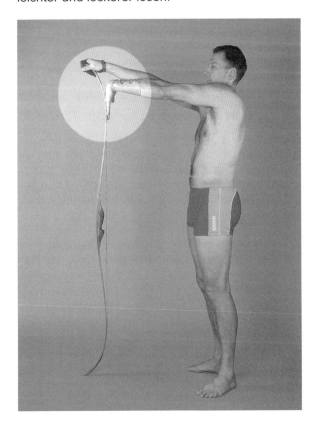

„den Schuss leichter lösen..."

7 „Los geht's" - die Übungen

- **Aktivierte Muskelkette:** - Finger - und Handstrecker - Ellenbogenstrecker
- **Zugehörige Meridiane:** - Dünndarm - Dickdarm - 3 Erwärmer
- **Indikationen:** - Beschwerden im Bereich Finger, Hand, Handgelenk, Ellenbogen, Schultergelenk, Halswirbelsäule

Übung

> *Ausgangsstellung:*

- Stand

> *Übungseinstellung:*

- Stellen Sie den Bogen vor sich auf den Boden. Mit einer Hand an der Spitze festhalten. Die andere Hand mit dem Handrücken gegen den Bogen.

> *Aktivierung:*

- Finger gegen die Unterlage drücken.

> *Eigendehnung:*

- Ellenbogen gestreckt vor den Körper nehmen, Handinnenflächen zeigen dabei zum Boden. Die Finger werden nun mit der anderen Hand Richtung Körper gezogen. Drücken sie die gedehnten Finger in die andere Hand.

> *Variante A:*

- **Fersensitz:** Hände schulterbreit vor den Knien abstützen. Handflächen zeigen zur Decke. Daumen nach innen drehen, so dass die Fingerspitzen zu den Knien zeigen. Wenn möglich sollten die Handrücken während der gesamten Übung den Kontakt zum Boden nicht verlieren. Die Ellenbogen müssen gestreckt werden. Die Hände werden nun soweit vom Körper nach vorne weggeschoben, bis ein deutliches Dehngefühl in den Handgelenken und Unterarmen auftritt.

- ➤ **Aktivierung:**
- Drücken sie die Finger auf die Unterlage.
- **Als Eigendehnung:**
  - ➤ **Variante B:**
- Stand vor einem Tisch oder einer Wand

7.3 Streckerachse Arme und Hände

„Der Kranich"

„einen stärkeren Bogen schießen"

Zur Kräftigung der Rückenmuskeln, welche den *Bogen aufspannen*. Durch diese Übung erreichen Sie auch ein Training für den Nichtaufzugsarm, der normalerweise nicht trainiert wird. Sie verhindern einen brennenden Schmerz zwischen den Schulterblättern. Auf längere Sicht wird es möglich, einen stärkeren Bogen mit einer größeren Reichweite zu schießen.

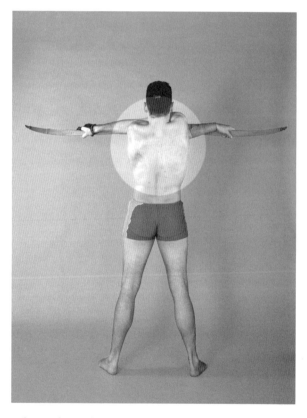

„mehr Pfeile hintereinander schießen"

Je weiter sie die Arme nach hinten nehmen können, desto besser und leichter erreichen sie den Ankerpunkt. Ihre Rückenmuskeln können mehr Kraft entwickeln und verspannen nicht so schnell wie früher. Dadurch ist es möglich mehr Pfeile hintereinander zu schießen. Durch einen weiteren Vollauszug, ist es möglich, längere Pfeile zu verwenden. So erreichen Sie weiter entfernte Ziele.

„weit entfernte Ziele erreichen"

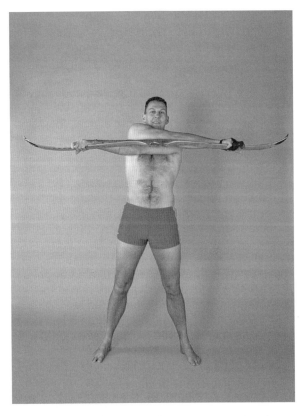

- **Aktivierte Muskelkette:** Fingerstrecker - Handstrecker - Oberarmstrecker - Schulterblattmuskulatur.
- **Zugehörige Meridiane:** Blase - Dünndarm - Dickdarm - 3 Erwärmer
- **Indikationen:** Beschwerden im Bereich der Halswirbelsäule, Kopfschmerzen, Brustwirbelsäule, Schultergelenke, Arme und Hände, Atmung.

Übung

> *Ausgangsstellung:*

- Stand, Fersensitz

> **Übungseinstellung:**

- Arme werden vor dem Brustkorb in Schulterhöhe überkreuzt, d.h. Hände versuchen den Bogen der Gegenseite zu erfassen.

> **Aktivierung:**

- Schulterblätter zur Wirbelsäule ziehen, bzw. Arme seitlich nach außen drücken. Wechseln Sie die Arme, sodass beide einmal oben sind.

> **Partnerübung:**

- Stand oder Fersensitz mit dem Rücken zum Partner. Dieser umgreift die Hände und gibt dort den Widerstand - ohne Bewegung die Arme nach vorne ziehen lassen. Auch hier beide Arme einmal nach oben nehmen.

> **Hilfsmittel:**

- **Baum, Geöffnete Türe (vertikale Längskante):** Folgende Stellung wird nun eingenommen: Den linken Ellenbogen auf die rechte Türseite legen und den rechten Ellenbogen auf die linke Türseite, so dass sich nun die Längskante der Tür zwischen den beiden Ellenbogen befindet. Drücken sie ihre Ellenbogen gegen das Türblatt. Gleiches Vorgehen wenn sie an einem Baum stehen.

- **Wand:** Mit dem Gesicht zur Wand stellen. Ellenbogen liegen überkreuz und an der Wand an. Druck mit den Unterarmen gegen die Wand.

7.4 Beugerachse Arme und Hände

„Der Sonnenflug"

Zur Kräftigung der Muskeln, welche die Sehne aufspannen und den *Bogen beim Aufziehen* stabilisieren. Eine der Top 5 Übungen in unserem Kulturkreis ! Unser Alltag wird sonst von einer Haltung dominiert, in der die Arme vor dem Körper benutzt werden.

„eine der Top 5 Übungen in unserem Kulturkreis"

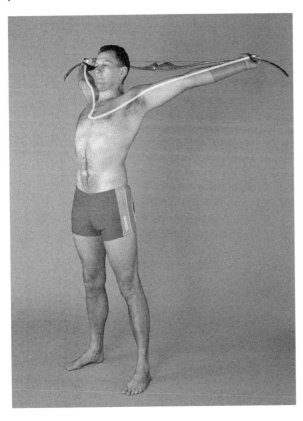

7 „Los geht's" - die Übungen

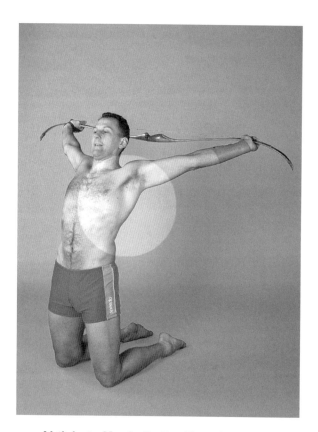

„den Bogen kräftiger aufziehen..."

- **Aktivierte Muskelkette:** Fingerbeuger - Handbeuger – Oberarmbeuger - Brustmuskulatur - Bauchmuskulatur

- **Zugehörige Meridiane:** Lunge - Kreislauf Sexus - Herz - Magen - Niere - Gallenblase - Milz Pankreas.

- **Indikationen:** Beschwerden im Bereich der Halswirbelsäule, Brustwirbelsäule, Lendenwirbelsäule, Schultergelenke, Unterarme und Hände, Atmung, RR verändert, Kopfschmerz und Schwindel.

Übung

> *Ausgangsstellung:*

- Stand

> Übungseinstellung:

- Die Arme werden gestreckt nach hinten - oben - außen geführt, Daumen zeigen dabei Richtung Decke. Handrücken und Finger nach hinten überstrecken. Gesamte Wirbelsäule aufrichten, d.h. Brustbein nach vorne oben anheben, Kopf in den Nacken legen. Das Kinn dabei Richtung Brustbein führen (Doppelkinn).

> *Aktivierung:*

- In dieser Stellung wird nun durch den Bogen der Widerstand an den Fingern gegeben. Kräftig, aber nur mit minimalem Bewegungsimpuls werden die Arme nach vorne - unten gezogen.

> *Partnerübung:*

- Stand oder Fersensitz mit dem Rücken zum Partner. Dieser umgreift die Hände und gibt dort den Widerstand - ohne Bewegung die Arme nach vorne ziehen lassen. Auch hier beide Arme einmal nach oben nehmen.

> *Variation:*

- **Fersensitz oder stehend mit dem Rücken an einem Türrahmen:** Der Abstand sollte nach Armlänge so gewählt werden, dass die Ellenbogen dabei vollkommen gestreckt sind. Der Brustmuskel besitzt vertikal, diagonal und horizontal verlaufende Faseranteile. Effektives Training ist nur dann möglich, wenn man die Arme in unterschiedlichen Höhen aktiviert (z.B. Abstand Körper-Arme 70, 90, 120 Grad).

7.5 Vorderer Muskelbogen, Stand

„Der Sonnengruß"

Verlängert die Bauchmuskelkette, dadurch kann die Rückenmuskulatur mehr Kraft entwickeln. Zur Kräftigung der Muskeln, welche den *Bogen beim Aufziehen* stabilisieren. Eine der Top 5 Übungen in unserem Kulturkreis! Wenn Sie Ihre Pfeile in den Himmel schießen wollen, ist dies eine geeignete Übung. Ihre Atmung wird leichter und Sie können den aufgespannten Bogen länger ruhig halten.

„eine der Top 5 Übungen in unserem Kulturkreis"

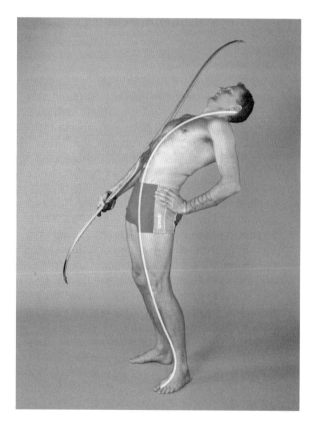

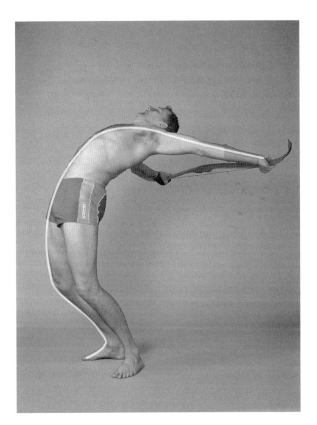

- **Aktivierte Muskelkette:** KG-Strecker - HG-Beuger - Bauchmuskeln - Brustmuskeln - SG-Strecker - EG-Beuger - Fingerbeuger - Kopfbeuger

- **Zugehörige Meridiane:** Magen - Niere - Leber - Milz-Pankreas - Lunge - Kreislauf - Sexus - Herz.

- **Indikationen:** Schmerzen im Bereich der Kniegelenke, Hüftgelenke, Leiste, Lendenwirbelsäule, Brustwirbelsäule, Halswirbelsäule, Atmung, Schultergelenke und Arme, Kopfschmerzen.

> *Ausgangsstellung:*

- Stand, Beine hüftbreit auseinander Knie sollten leicht gebeugt sein. Becken nach vorne oben schieben, dann Oberkörper langsam nach hinten lehnen. Je nach Trainingszustand stufenweise Steigerung. Kopf in den Nacken legen und gleichzeitig das Kinn dabei zum Brustbein führen. Arme gestreckt neben dem Kopf zur Decke führen. Daumen werden zur Mitte gedreht. Der Bogen kann als Hilfsgewicht eingesetzt werden.

> **Aktivierung:**

- Bauchmuskel und Hüftbeuger sind so in ihrer maximalen Länge aktiv, da sie das Körpergewicht gegen die Schwerkraft halten.

> **Hilfsmittel:**

- Mit dem Rücken zu einem Türrahmen stehen. Abstand je nach Armlänge wählen. Drücken sie nun mit den Händen nach vorne oben, gegen die Kante des Türrahmens.

> **Variation:**

- Durch Drehung des Oberkörpers nach links oder rechts können zusätzlich die schrägen Bauchmuskeln aktiviert werden. Hände und Finger überstrecken

7.6 Hinterer Bein- und Armbogen im Stand

„Auf zwei Beinen"

Wenn Sie es schaffen, Ihre Wadenmuskeln zu trainieren, können Sie länger durchs Gelände laufen. Die Schienbeine tun dann nicht so schnell weh. Je dehnbarer die hinteren Muskeln sind, desto steiler kann die Hanglage sein, die Sie bewältigen können.

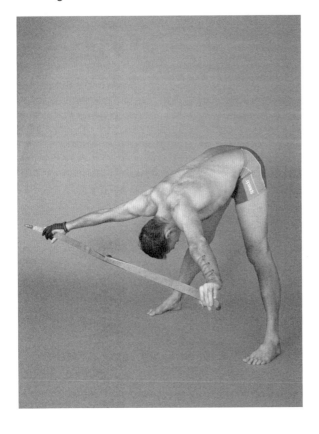

„...länger durchs Gelände laufen"

„eine der Top 5 Übungen in unserem Kulturkreis"

7 „Los geht's" - die Übungen

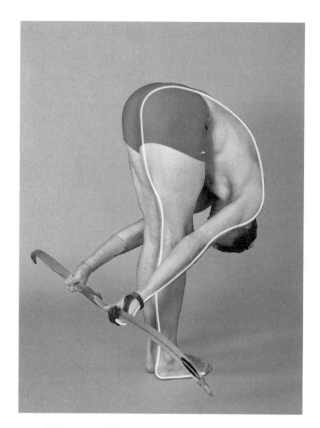

- **Aktivierte Muskelkette:** Zehen - Fuß - Wade - hinterer Oberschenkel - Gesäß - Wirbelsäule - Arme

- **Zugehörige Meridiane:** Blase - Lunge - Kreislauf Sexus - Herz - Dünndarm - Gallenblase - Milz-Pankreas.

- **Indikationen:** Beschwerden im Bereich Zehen, Fuß, Wade, Knie, Hüfte, Gesäß, Leiste, Wirbelsäule, Schulter, Ellenbogen

Übung

> *Ausgangsstellung:*

- Stand

➢ **Übungseinstellung:**

- Beine hüftbreit auseinander, Knie durchstrecken, Oberkörper nach vorne beugen. Versuchen sie den Boden vor den Füßen mit den Fingern oder Händen zu erreichen. Kinn auf die Brust legen.

➢ **Aktivierung:**

- Führen Sie Ihre Hände langsam vom Körper weg, bis Sie das Gefühl haben, fast nach vorne zu kippen. Die Fußzehen dabei fest in den Boden krallen.

7.7 Seitlicher Muskelbogen Bein und Arm im Stand

„im Gelände den Oberkörper besser drehen"

Der Bogen im Wind"

Da Sie beim Schießen im Stand mit den Bauchmuskeln ein verdrehen um die Körperlängsachse verhindern müssen, hilft diese Übung. Im Gelände können Sie den Oberkörper besser verdrehen. Die Atmung bleibt locker.

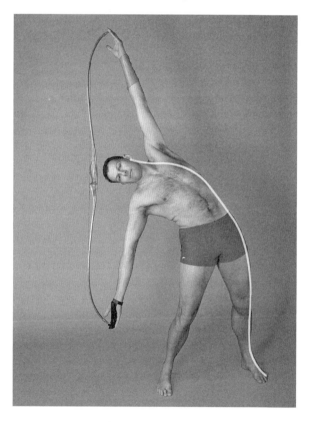

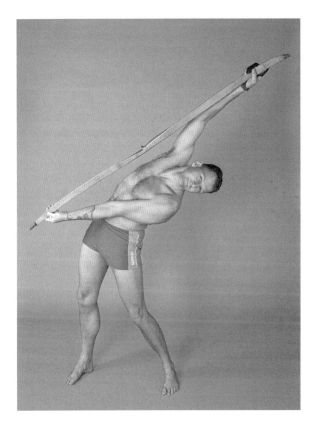

- **Aktivierte Muskelkette:** Vorderer und seitlicher Unter- und Oberschenkel seitliche Bauch- und Brustkorbmuskulatur Ober- und Unterarmstrecker Fingerbeuger seitliche Halsmuskulatur.

- **Zugehörige Meridiane:** Niere - Milz-Pankreas - Gallenblase - Herz - Lunge - Kreislauf Sexus

- **Kontraindikation:** .HG-Prothese, nach Versteifungen im WS-Bereich

- **Indikationen:** Beschwerden im Bereich Knie, Hüfte, Lenden- und Brustwirbelsäule, Schultergelenk, Halswirbelsäule, hoher Blutdruck, Atembeschwerden.

„die Atmung bleibt locker…"

7 „Los geht's" - die Übungen

Übung

> *Ausgangsstellung:*

- Stand, Beine mehr als hüftbreit auseinander

> *Übungseinstellung:*

- Nehmen Sie Ihren Bogen in die Hände, so dass Sie Ihn weit außen anfassen. Oberkörper so weit wie möglich nach links beugen, linke Hand wird Richtung linken Fuß geführt, rechter Arm nach links über den Kopf legen, linkes Ohr soweit wie möglich Richtung linke Schulter bewegen.

> *Aktivierung:*

- Mit möglichst kleinem Bewegungsausschlag rechten Arm Richtung Himmel anheben. Eine weitere Möglichkeit der Aktivierung besteht, indem man den Oberkörper leicht nach oben anhebt.

> **Variante A**

- **Übungseinstellung:** Stellen sie sich mit der rechten Körperseite zu einer Wand oder an einen Baum. Strecken sie den rechten Arm zur Decke bzw. zum Himmel. Beugen sie nun den Ellenbogen, d.h. die Hand hinten auf die gleichseitige Schulter legen. Mit dem Ellenbogen an der Wand abstützen. Der Druck richtet sich gegen den Widerstand. Danach Seitenwechsel.

> *Aktivierung:*

- Je nach Trainingszustand die Beine seitlich von der Wand entfernen. Eine Steigerung ist möglich indem man das rechte vor dem linken Bein überkreuzt.

> **Partnerübung:**

- **Ausgangsstellung:** Wie oben bereits beschrieben. Partner steht auf der linken Seite. Widerstand wird an der rechten Hand zur Schulter hin gesetzt. Danach Seitenwechsel.

- **Hilfsmittel:** Baum Wand, Türrahmen, Thera-Band von der gegenüberliegenden Seite, schweren Gegenstand in die rechte Hand nehmen.

➢ **Variante B**
- Durch leichtes Drehen des Oberkörpers nach vorne oder hinten ist es möglich, verschiedene Faseranteile der Bauchmuskulatur zu aktivieren. Nach Beendigung der Übung Seitenwechsel.

7.8 Armstrecker seitlich

„Arm zum Bogen"

Diese Übung stärkt die Muskeln, die den Arm strecken und den Bogen halten. Der Auszug wird dadurch lockerer möglich.

„der Auszug wird lockerer"

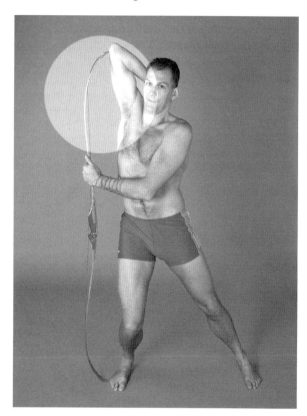

- **Aktivierte Muskelkette:** Armstrecker – seitliche Brustkorbmuskulatur - Schräge Bauchmuskeln – Hüftabspreizer - seitlicher Oberschenkel – Seitlicher Unterschenkel
- **Zugehörige Meridiane:** Dickdarm - 3 Erwärmer - Dünndarm - Gallenblase

- *Indikationen:* Schulterschmerzen, Ellenbogenschmerzen, Atembeschwerden und funktionelle Herzbeschwerden.

Übung

> *Ausgangsstellung:*

- Stand

> *Übungseinstellung:*

- der Bogen steht seitlich an der zu übenden Seite. Das Bein Seite in Schrittstellung nach vorne stellen. Den seitengleichen Arm heben Sie über den Kopf und beugen Sie den Ellenbogen. Dabei fassen Sie mit der Hand zur Schulter.

> *Aktivierung:*

- Drücken Sie den Ellenbogen gegen den Bogen. Mit der anderen Hand halten Sie den Bogen am Körper fest. Danach Seitenwechsel.

> *Hilfsmittel:*

- Baum, Partner

7.9 Hintere Unterschenkel- und Fußkette im Stand

„Die Sprungfeder"

„wichtig für bergauf stehen"

Wichtig ist diese Muskelgruppe, wenn Sie bergauf stehen oder laufen wollen. Für das Schießen im Gelände hilfreich. Bei längeren Märschen tut Ihnen die Schienbeinkante nicht so schnell weh. Durch regelmäßiges Üben wird der Stand sicherer.

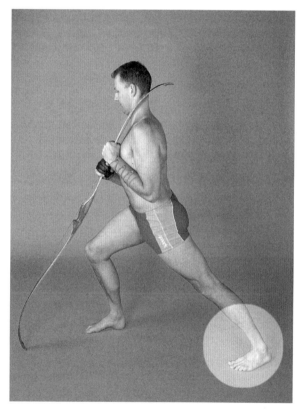

„das Schienbein tut nicht so weh"

- ***Aktivierte Muskelkette:*** Zehen - und Fußbeuger – Wadenmuskeln.
- ***Zugehörige Meridiane:*** Blase

- *Indikationen:* Beschwerden im Bereich Zehen, Sprunggelenk, Wade, Knie

Übung

> *Ausgangsstellung:*

- Stand

> *Übungseinstellung:*

- Zu übendes Bein nach hinten stellen, Knie strecken. Jetzt das Bein so weit nach hinten schieben, bis ein Dehnreiz in der Wade auftritt. Die Ferse darf dabei den Bodenkontakt nicht verlieren.

> **Aktivierung:**

- Zehen in den Boden krallen.

> **Variation:**

- Stellen Sie den Fuß gegen einen Baum oder eine Wand. Die Zehen so weit wie möglich nach oben bringen, ohne dass die Ferse den Kontakt zum Boden verliert. Das Knie durchstrecken. Schieben Sie Ihr Gesäß nach hinten - oben. Wenn Sie ein „Ziehen" im hinteren Oberschenkel spüren, drücken Sie den großen Zeh gegen den Widerstand. Das andere Knie müssen Sie etwas beugen.

7.10 Vordere Unterschenkel und Fußkette im Stand

„Die Grazie"

Wenn Sie die Muskeln an der Schienbeinkante länger trainieren, können Sie besser bergab stehen beim Schießen im Gelände. Bei längeren Märschen tut Ihnen die Wadenmuskulatur nicht so schnell weh. Durch regelmäßiges üben, wird der Stand sicherer.

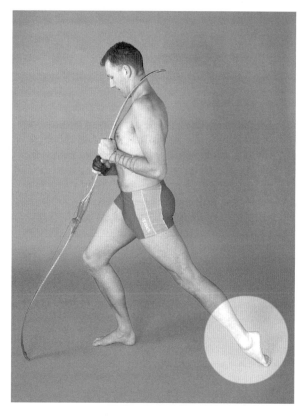

„die Wade tut nicht so schnell weh"

- **Aktivierte Muskelkette:** Zehen- und Fußstrecker - Kniestrecker

- **Zugehörige Meridiane:** Milz-Pankreas - Leber - Magen - Gallenblase.

- **Indikationen:** Beschwerden im Bereich Zehen, Sprunggelenk, Schienbein, Knie.

Übung

> **Ausgangsstellung:**

- Stand

> **Übungseinstellung:**

- Zu übendes Bein nach hinten stellen. Zehen und Sprunggelenk so einstellen, dass die Zehennägel auf dem Boden aufliegen. Das Knie möglichst weit strecken.

> **Aktivierung:**

- Mit den Zehen auf den Boden drücken

> **Variante:**

- Fersensitz oder Bauchlage

7.11 Vorderer Muskelbogen, Einbein-Stand

„Der stolze Hahn"

„aus unterschiedlichen Ausgangspositionen schießen"

Bei einem langen und kräftigen Oberschenkelstrecker, können Sie gut auf die Knie gehen. Für alle, die gerne mal aus unterschiedlichen Ausgangspositionen schießen.

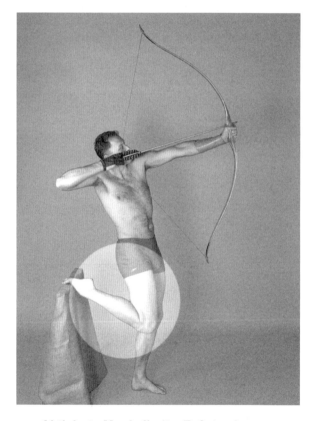

- ***Aktivierte Muskelkette:*** Fußstrecker - Kniestrecker - Hüftbeuger - Bauchmuskel - vordere Halsmuskulatur
- ***Zugehörige Meridiane:*** Magen - Milz-Pankreas - Niere

- *Indikationen:* Beschwerden im Bereich der Kniegelenke, Hüftgelenk, Lendenwirbelsäule.

Übung 3

> *Ausgangsstellung:*

- Einbein-Stand, Kniegelenke berühren sich

> *Übungseinstellung:*

- Aufrichtung in der gesamten Wirbelsäule. Standbein im Kniegelenk leicht gebeugt. Mit den Zehen in den Boden drücken. Im Spielbein die Ferse Richtung Gesäß ziehen und dort mit der gleichseitigen Hand fixieren oder gegen einen Widerstand stellen. Das Becken wird nach vorne geschoben!

> **Aktivierung:**

- Leichten Druck mit dem Fuß gegen den Widerstand, ohne das dabei eine Bewegung im Kniegelenk stattfindet. Variations-möglichkeit durch zusammendrücken der Pobacken oder Zurücklegen des Oberkörpers.

> **Hilfsmittel:**

- Fuß je nach Beweglichkeit auf Tisch, Stuhl oder Geländer ablegen. **Den Bogen abwechselnd rechts und links zum Aufwärmen durch Aufspannen benutzen.**

7.12 Vorderer Muskelbogen, Einbein-Kniestand

"Der Hahn kniet nieder"

„kniend auf ein Ziel schießen"

Wenn es Ihnen Freude bereitet, auch mal aus der knienden Position auf ein Ziel zu schießen, ist diese Übung hilfreich. Außerdem bekommen Sie eine Streckung in dem Hüftgelenk, dessen Knie auf dem Boden steht. In unserem Kulturkreis ist dies eine vernachlässigte Bewegung.

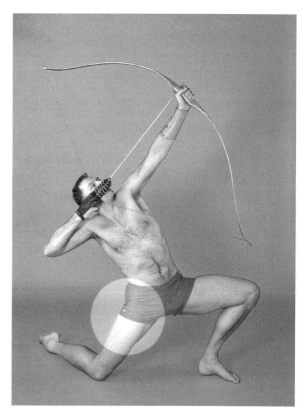

- ***Aktivierte Muskelkette:*** KG-Strecker - HG-Beuger - Bauchmuskeln - Brustmuskeln - SG-Strecker - EG-Beuger - Fingerbeuger - Kopfbeuger.

- *Zugehörige Meridiane:* Magen - Niere - Leber - Milz-Pankreas - Lunge - Kreislauf Sexus – Herz.
- *Indikationen:* Schmerzen im Bereich der Kniegelenke, Hüftgelenke, Leiste, Lendenwirbelsäule, Brustwirbelsäule, Halswirbelsäule, Atmung, Schultergelenke und Arme, Kopfschmerzen.

Übung

> *Ausgangsstellung:*

- Einbein-Kniestand Stellung der Beinbreite im Stand oder Kniestand variieren. Kniestand (nicht bei Knieschäden).

> **Übungseinstellung:**

- Das Becken wird nach vorne oben geschoben. Durch Beugung im Kniegelenk den gesamten Körper je nach Trainingszustand stufenweise nach hinten legen. Kopf in den Nacken legen, Kinn dabei Richtung Brustbein führen. Die Arme werden in unterschiedlichen Winkelstellungen seitlich vom Körper weggestreckt.

> **Aktivierung:**

- Bein (kniend) nach vorne ziehen und Zehen in den Boden drücken.

> **Variante:**

- Das kniende Bein nach vorne drücken. Den Bogen abwechselnd rechts und links zum Aufwärmen durch aufspannen benutzen.

7.13 Vorderer Muskelbogen, Kniestand

„Der kleine Sonnengruß"

„...meine persönliche Lieblingsübung"

Dies ist meine persönliche Lieblingsübung. Hier wird deutlich, wo ein konsequentes Muskelketten-Training hinführen kann. Diese Übung wird möglich, wenn alle Muskeln in der Kette Kraft in der gedehnten Position entwickeln können.

Bei dieser Übung unbedingt Ihrem Trainings- und Gesundheitszustand angepasst starten. Für alle Bogenschützen, die Positionen trainieren wollen, die Außergewöhnliches vom Schützen verlangen.

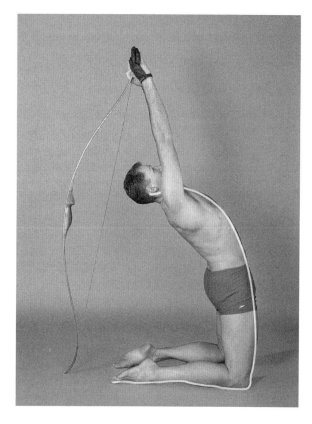

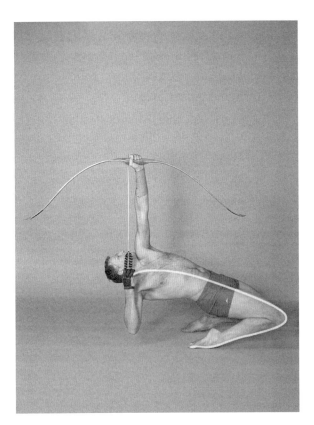

- **Aktivierte Muskelkette:** KG-Strecker - HG-Beuger - Bauchmuskeln - Brustmuskeln - SG-Strecker - EG-Beuger - Fingerbeuger - Kopfbeuger.

- **Zugehörige Meridiane:** Magen - Niere - Leber - Milz-Pankreas - Lunge - Kreislauf Sexus - Herz.

- **Indikationen:** Schmerzen im Bereich der Kniegelenke, Hüftgelenke, Leiste, Lendenwirbelsäule, Brustwirbelsäule, Halswirbelsäule, Atmung, Schultergelenke und Arme, Kopfschmerzen.

7 „Los geht's" - die Übungen

Übung

➢ *Ausgangsstellung:*
- Kniestand

➢ *Übungseinstellung:*
- Hüftgelenk strecken, Drehpunkt ist das Kniegelenk, in dem eine Beugung stattfindet.

➢ **Aktivierung:**
- Oberkörper neigt sich nach hinten unten.

➢ **Hinweis!**

„den Bogen abwechselnd rechts und links spannen"

- Den Bogen abwechselnd rechts und links zum Aufwärmen durch Aufspannen benutzen. Diese Übung können Sie auch ohne Ihren Bogen durchführen. Je nach Trainingszustand die Hände zum Abstützen hinter den Körper nehmen. Auch bei dieser Übung den Kopf nach hinten strecken und dabei das Kinn zur Brust ziehen.

7.14 Hinterer Bein und Rückenbogen

„Die Brücke der Beine"

Um im Gelände Bergauf oder Bergab zu schießen, hilft diese Übung. Vor allem, wenn es sehr steil wird.

„wenn das Gelände sehr Steil ist..."

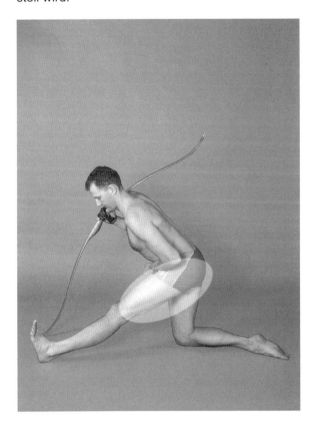

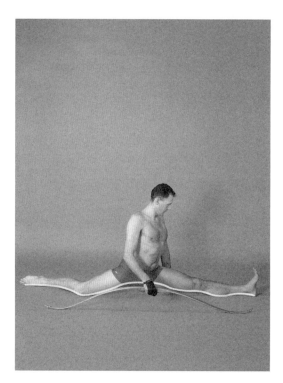

- **Aktivierte Muskelkette:** Zehen und SPRGL-Beuger - Wadenmuskulatur - hintere Oberschenkelmuskulatur - Gesäßmuskulatur - Rückenmuskulatur
- **Zugehörige Meridiane:** Blase
- **Indikationen:** Beschwerden im Bereich des Sprunggelenkes, der Wade, Kniegelenk, Hüftgelenk und Wirbelsäule.

„Seitenwechsel durchführen..."

Übung

> *Ausgangsstellung:*

- Einbeinkniestand links. Rechtes Bein gestreckt nach vorne strecken Rechter Fuß und Zehen Richtung Oberkörper ziehen. Gesäß nach hinten, oben schieben, Brustbein zur Decke anheben.

➤ **Steigerung:**
- Spagat

➤ **Aktivierung:**
- Rechte Ferse nun nach unten in den Boden drücken.

➤ **Variante A:**
- Bein maximal mit gestrecktem Kniegelenk zur Decke nach oben führen. Die Zehen und das Sprunggelenk werden so weit wie möglich hochgezogen in Richtung Kniegelenk. Das rechte Bein bleibt am Boden liegen.

➤ **Aktivierung:**
- Mit der Fußsohlenseite gegen den Widerstand (Hand des Partners, Türklinke) drücken.

➤ **Variante B:**

➤ *Ausgangsstellung:*
- Stand

➤ *Ausgangsstellung:*
- Eine Ferse je nach Trainingszustand auf Zaun, Stuhl oder den Boden legen. Das Bein ist im Kniegelenk gestreckt. Fuß und Zehen Richtung Oberkörper ziehen. Gesäß nach hinten oben ziehen, Brustbein zur Decke anheben (den Oberkörper nicht auf den Oberschenkel legen!).

➤ **Aktivierung:**
- Das Übungsbein mit der Ferse in die Unterlage drücken.

➤ **Variante C:**
- Gleiche Ausgangsstellung: Das gestreckte Standbein je nach Trainingszustand, immer weiter nach hinten stellen. Bei Gleichgewichtsproblemen eine Möglichkeit zum Festhalten suchen.

7.15 Innere Oberschenkel-kette im Kniestand

"Die kleine Pyramide"

„für Hang aufwärts schießen hilfreich"

Wenn Sie Spaß haben am Schießen im Gelände, ist dies eine gute Übung. Beim Schießen Hang aufwärts ist es hilfreich, wenn Sie locker knien können. Wenn Sie Hang abwärts stehen, müssen Sie das obere Bein dehnen können.

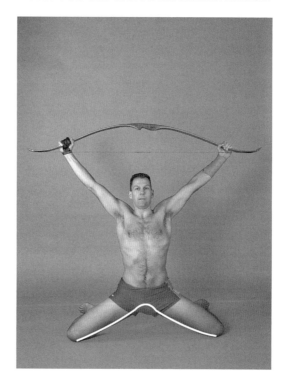

„für Hang abwärts schießen hilfreich"

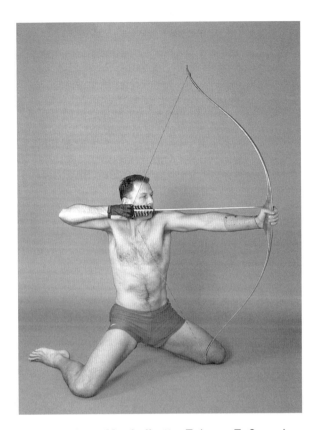

- **Aktivierte Muskelkette:** Zehen - Fuß- und Unterschenkelinnenseite – Oberschenkelinnenseite und Oberschenkelbeuger - Innendreher

- **Zugehörige Meridiane:** Niere - Milz-Pankreas - Leber

- **Indikationen:** Beschwerden im Bereich Fuß, Sprunggelenk, Knie, Hüfte, Lendenwirbelsäule.

Übung 3

> *Ausgangsstellung:*

- Kniestand. Bei Kniebeschwerden ist diese Übung besser geeignet als im Stand.

7 „Los geht's" - die Übungen

> **Übungseinstellung:**

- Beine je nach Trainingszustand soweit wie möglich spreizen. Schieben Sie Ihr Becken mehr nach vorne, wenn Sie die vorderen Muskelfasern mehr trainieren wollen. Das Becken nach hinten schieben aktiviert die hinteren Faseranteile. Zu beachten bei dieser Übung ist, dass man den Kopf nicht in den Nacken legt. Den Kopf zwar nach hinten bringen, aber das Kinn Richtung Brustbein nehmen (Doppelkinn).

> **Variation:**

- Oberkörper nach links und rechts drehen. Den Bogen abwechselnd mit der rechten und der linken Hand aufspannen.

> **Aktivierung:**

- Beine in den Boden drücken, bzw. zusammendrücken, so dass es zu einer Aktivierung der Oberschenkelinnenseite kommt.

7.16 Innere Oberschenkelkette, stehend

„Die Pyramide"

Diese Übung weckt den/die Krieger/-in in Ihnen. Gestreckte Muskeln im inneren Oberschenkel brauchen Sie bei Schießübungen in steilem Gelände.

„für Schießübungen in steilem Gelände"

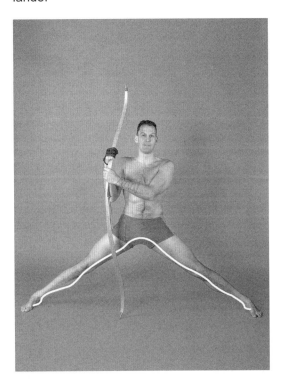

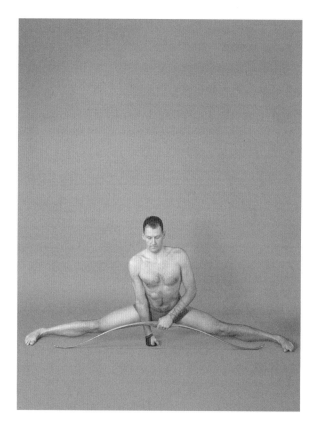

- **Aktivierte Muskelkette:** Zehen - Fuß- und Unterschenkelinnenseite – Oberschenkelinnenseite und -beuger
- **Zugehörige Meridiane:** Niere - Milz-Pankreas - Leber
- **Indikationen:** Beschwerden im Bereich Fuß, Sprunggelenk, Knie, Hüfte, Lendenwirbelsäule

Übung

> *Ausgangsstellung:*

- Stand

> **Übungseinstellung:**

- Beine je nach Trainingszustand soweit wie möglich spreizen. Der Oberkörper wird nach vorne gebeugt und auf den Händen oder Unterarmen abgestützt. Die Handinnenflächen zeigen zur Decke. Hier erreichen sie eine vermehrte Aktivität der hinteren Muskelfaseranteile.

> **Aktivierung:**

- Beine in den Boden drücken, bzw. zusammendrücken, so dass es zu einer Aktivierung der Oberschenkelinnenseite kommt.

> *Variante:*

- Oberkörper aufrecht, bei Gleichgewichtsproblemen Möglichkeit zum Festhalten suchen.

- Neigt man den Oberkörper mehr zurück, erhält man eine vermehrte Aktivierung der vorderen Muskelfaseranteile. Zu beachten bei dieser Übung ist, dass man den Kopf nicht in den Nacken legt. Den Kopf zwar nach hinten bringen, aber das Kinn Richtung Brustbein nehmen. (Doppelkinn)

- Oberkörper nach links und rechts drehen

- Bei Kniebeschwerden: (Bild: innere Oberschenkelkette im Kniestand)

7.17 Hinterer Halsmuskel- und Rückenbogen

„Mondblick"

„verbessern Sie das Erfassen des Zieles"

Diese Übung richtet Ihre Halswirbelsäule auf. Da unsere Augen über die obersten zwei Halswirbel (Hirnstamm) mitgesteuert werden, verbessern Sie das Erfassen des Zieles und den Überblick im Gelände. Der Kopf lässt sich leichter und weiter drehen.

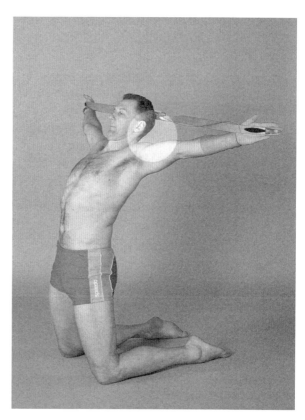

- **Aktivierte Muskelkette:** Muskeln, welche die Kopfstreckung ausführen
- **Zugehörige Meridiane:** Blase - Dünndarm

- **Indikationen:** Beschwerden im Bereich Halswirbelsäule, Brustwirbelsäule, Schultern, Atmung, Ohren, Kopfschmerzen, Kiefergelenk, Nervenschmerzen im Gesicht.

Übung

> ➤ **Ausgangsstellung:**

- Stand, Sitz, Fersensitz

> ➤ **Übungseinstellung:**

- Brustwirbelsäule aufrichten und den Kopf maximal nach hinten, dabei das Kinn an die Brust nehmen. Den Bogen hinten an den Kopf halten.

„besserer Überblick im Gelände"

> ➤ **Aktivierung:**

- Leichter Druck des Kopfes nach hinten.

> ➤ *Partnerübung:*

- Partner steht hinten und gibt Widerstand am Hinterkopf.

7.18 Vorderer Hals- und Bauchmuskelbogen

„Himmelsblick"

„...läßt die Spannung im Nacken nach"

Um das Gleichgewicht in der Halswirbelsäule zu erhalten, ist diese Übung geeignet. Wenn die vorderen Halsmuskeln anspannen, lassen die Gegenspieler im Nacken mit der Spannung nach.

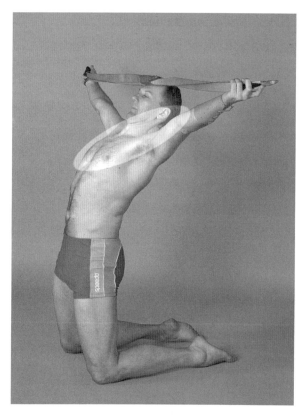

- ***Aktivierte Muskelkette:*** Kiefer- und Mundbodenmuskulatur - vordere Halsmuskulatur - vordere Brustmuskulatur - gerader Bauchmuskel
- ***Zugehörige Meridiane:*** Magen - Niere

- **Indikationen:** Beschwerden im Bereich Kiefer, Halswirbelsäule, Brustwirbelsäule, Atmung, Rückenbeschwerden, Schwindelanfälle.

Übung

> *Ausgangsstellung:*

- Stand, Sitz, Fersensitz

> *Übungseinstellung:*

- Brustwirbelsäule aufrichten und den Kopf maximal nach hinten, dabei das Kinn an die Brust nehmen. Den Bogen an die Stirn halten.

> *Aktivierung:*

- Leichter Druck mit der Stirn gegen den Bogen.

> *Partnerübung:*

- Partner steht vorne und gibt Widerstand an der Stirn.

Variante:

> *Ausgangsstellung:*

- Rückenlage auf einer Liege oder Tisch, über einen Baumstamm.

> *Übungseinstellung:*

- Schultergürtel liegt noch auf der Unterlage, der Kopf darf keinen Kontakt mehr haben. Der Partner stützt den Kopf in der Entspannungsphase. Kopf in den Nacken legen und dabei ein Doppelkinn machen.

> *Aktivierung:*

- Halten des Kopfes gegen die Schwerkraft, ohne Ausweichbewegungen.

„eine der Top 5 Übungen in unserem Kulturkreis"

7.19 Kiefer und Kaumuskulatur

"Der stille Gesang"

„eine der Top 5 Übungen in unserem Kulturkreis"

Die ersten Reaktionen bei Stress zeigen sich über eine Anspannung der Kaumuskulatur. Da wir Sie über das Bogenschießen zur Entspannung bringen möchten, ist dies die einfachste und doch sehr effektive Übung in diesem Buch.

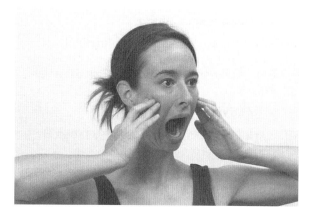

- *Aktivierte Muskelkette:* Kiefer- und Kaumuskulatur
- *Zugehörige Meridiane:* Gallenblase - Magen - DÜ - 3E - Di.
- *Indikationen:* Beschwerden im Bereich Kiefergelenk, Halswirbelsäule, Kopf-schmerzen, Tinitus (Ohrgeräusche mit Ausnahme bei strukturellen Schädigungen), Schwindel.

Übung

> *Ausgangsstellung:*

- Stand, Sitz

> *Übungseinstellung:*

- Gesamte Wirbelsäule aufrichten, Mund soweit wie möglich öffnen. Zeige- und Mittelfinger von vorne auf das Kinn legen.

> **Aktivierung:**

- Gegen den Druck der Finger versuchen den Mund zu schließen.

  > **Variante:**

  > *Ausgangsstellung:*

- Stand, Sitz

  > **Übungseinstellung:**

- Mund leicht öffnen und den Unterkiefer nach links schieben. Finger liegen an der rechten Unterkieferseite.

  > **Aktivierung:**

- Unterkiefer nach rechts gegen die Finger drücken. Danach Seitenwechsel.

  > **Variante:**

  > *Ausgangsstellung:*

- Stand, Sitz

  > **Übungseinstellung:**

- Mund leicht öffnen, Unterkiefer soweit wie möglich nach vorne schieben.

8 Anhang

A) Glossar zum Anspannen – Entspannen Bogenschießen als aktive Therapie

Aktin / Myosin	Kleinste Einheiten in der Muskulatur. Sie greifen beim Zusammenziehen ineinander. Heute geht die Medizin davon aus, dass auch das Nachgeben beim Aufdehnen ein aktiver Prozess ist.
Agonist	Der Muskel, der arbeitet.
Antagonist	Der Muskel, der der nachlassen muss, wenn der Agonist arbeitet = Gegenspieler.
Bewegung gespeichert	in unserem Gehirn. In der Region vor der Centralwindung (Gyros centrales). Bei einem Bewegungsentwurf sind viele verschiedene Regionen im Gehirn beteiligt.
Indikation	Bezeichnet die Zustände, bei denen Sie die Übung durchführen sollten.
Kontraindikation	Hier finden Sie die Krankheitsbilder, bei denen Sie die Übung nicht durchführen dürfen.
Muskeln	Kopfwender = Sternocleidomastoideus, gerader Bauchmuskel = Rectus abdominis, Hüftbeuger = Iliopsoas, Oberschenkelstrecker = Rectus femoris, vorderer Schienbeinmuskel

	= Tibiales anterior
Muskelkette	Muskeln, die in der geradlinigen Ausbreitung einer Kraft miteinander arbeiten. Oft nur einzelne Faseranteile eines Muskels z.B. M. serratus ant. = Sägezahnmuskel an der Brustkorbseite besitzt 9 Muskelzacken => 9 verschiedene Kraftrichtungen sind beim Bewegen möglich. Beim Rückneigen im Stand bleibt die Kette auf der Vorderseite.
Muskelschlinge	Muskeln der Vorder- und Rückseite, an Rumpf und Beinen, arbeiten beim Vorbeugen im Stand zusammen.
Muskeltonus	Muskelspannung
Muskelumbau	Einbau der Fasern parallel ergibt einen dicken, verkürzten, kräftigen Muskel z.B. Krafttraining an Geräten. Einbau der Fasern seriell ergibt einen dünnen, langen, kräftigen Muskel z.B. KiD, Klettern, Yoga. Daraus ergibt sich die RaM (Relative, aktive Muskellänge)
Meridian	In der chinesischen Medizin werden bestimmte, zusammenhängende Punkte als Meridian bezeichnet. Sie sind zuständig für den Energiefluss. Unser Muskelsystem produziert unsere Energie. Die Bahnen verlaufen genau über der Muskulatur. So beschrieben in

	dem Buch „Projektionssymtome" von Otto Bergsmann, Wien.
PNF (Hold-Relax)	Propriozeptive neuromuskuläre Facilitation Technik in der Physiotherapie. Hierbei werden Bewegungen angebahnt, trainiert und die Kraft aufgebaut.
PIR	Postisometrische Relaxation – Technik aus der Krankengymnastik / Physiotherapie, zur Kräftigung der Muskulatur
RaM	Relative aktive Muskellänge. Gibt die Strecke zwischen den Knochen und der Sehne an, in der sich ein Muskel umbauen kann. Die RaM kann kurz (Bodybuilder) oder lang (Kletterer) sein.
Zirtronensäurezyclus / Citratzyclus	Energiestoffwechsel in der Muskulatur. Ausgangsprodukt ist Glukose (Zucker), Abfallprodukt ist das Lactat. Endprodukt = ATP (Adenosintriphosphat). Das ganze findet in den Kraftwerken der Zelle (Mitochondrien) statt. Genaue Beschreibungen finden sich im Pschyrembel oder anderen Fachbüchern der Medizin bzw. Sport.

8 Anhang

Abkürzungen

Körperlängsachse	KLA	Hüftgelenk	HG
Körperabschnitt	KA	Schultergelenk	SG
Untere Extremität	ÜE	Sprunggelenk	SPRGL
Obere Extremität	OE	Kniegelenk	KNIE
Wirbelsäule	WS	Ellenbogengelenk	EG
Halswirbelsäule	HWS	Kopfgelenke	KOGEL
Brustwirbelsäule	BWS	Plantarflexion	PL-FLEX
Lendenwirbelsäule	LWS	Palmarflexion	PAL-FLEX
Seitlage	SL	Dorsalextension	D-EXT
Rückenlage	RL	Supination	SUP
Bauchlage	BL	Pronation	PRO
Flexion	FLEX	Inversion	INV
Extension	EXT	Eversion	EV
Abbduktion	ABD	Radialduktion	RAD-DUKT
Adduktion	ADD	Ulnarduktion	UL-DUKT
Ausgangsstellung	ASTE	Rotation	ROT

B) Weiterführende Literatur

- Kraft in der Dehnung
    - Ein Praxisbuch bei Stress, Dauerbelastung und Trauma

    Kurt Mosetter / Reiner Mosetter, Walter Verlag

- Neue Wege aus dem Trauma
    - Erste Hilfe bei schweren seelischen Belastungen

    Prof. Dr. Gottfried Fischer, Walter Verlag

- Myoreflextherapie
    - Das Fachbuch zum Thema: Muskelfunktion und Schmerz

    Dr. med. Kurt Mosetter, Reiner Mosetter, Vesalius Verlag, Konstanz

- Beschreibende und funktionelle Anatomie des Menschen
    - Darstellung von Muskelschlingen

    Kurt Tittel, Urban & Fischer

- Geist im Netz
    - Modelle für Lernen, Denken und Handeln

    Manfred Spitzer, Spektrum

- Das Gedächtnis des Körpers
    - Wie Beziehungen und Lebensstile unsere Gene Steuern

Joachim Bauer, Eichborn Verlag

- Ich fühle, also bin ich
  - Die Entschlüsselung des Bewusstseins

Antonio R. Damasio, List Taschenbuch

- Locker sein macht stark
  - Wie wir durch Vorstellungskraft beweglich werden

Eric Franklin, Kösel Verlag

- Die Entdeckung des Selbstverständlichen

Moshe Feldenkrais, Insel Verlag

- BABAJI
  - KRIYA YOGA UND DIE 18 SIDDHAS

Marshall Govindan, Hans- Nietsch- Verlag

C) Adressen und Internetlinks

Diese Adressen- und Internetlinkliste erhebt keinen Anspruch auf Vollständigkeit. Die Reihenfolge und Auswahl stellt keine Wertung dar.

www.myoreflex.de, Informationen zum Thema Myoreflextherapie. Behandlungen, Kurs, Therapeutenliste und Verlagsprogramm können hier erfragt werden.

www.seelenmuskel.de, Informationen zum Thema Stressabbau, Burnoutprophylaxe, Coching.

www.bogenshop24.de Material und Zubehör zum traditionellen Bogenschießen, sowie zum Bogenbau.

www.rund-um-den-bogen.de, Internetforum zum traditionellen Bogenschießen und Bogenbau. Die Nutzer können Beiträge lesen und einstellen.

www.bogenbaukurs.de u. www.bogenbauen.de, Informationen zum traditionellen Bogenbau und zu Bogenbaukursen können nachgelesen werden.

www.intuitives–bogenschießen.de, Informationen zum intuitiven Bogenschießen. Kurstermine und Kursinhalte können hier in Erfahrung gebracht werden.

Die Welt des traditionellen Bogenschießens

Entdecke deine Fähigkeiten

Von Peter Tuchan

GFT Verlag

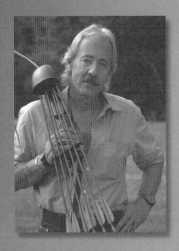

Der Autor Peter Tuchan,
Kurzporträt:

Jahrgang 1953, ist seit 25 Jahren traditioneller Bogenschütze.
Von über 100 Turnieren 2/3 gewonnen (national u. international).
Dozent an der VHS - traditionelles Bogenschießen.
Turnierveranstalter (Die Killwertung).
Bogensportberatung bei
GFT GmbH, „Rund um den Bogen".

Peter Tuchan setzt sich in diesem Buch mit mehr als 40 Themenbereichen intensiv mit dem traditionellen Bogenschießen auseinander.
Technik, Material, Umgang mit dem Bogen, Konzentration, das Verstehen und die Philosophie des traditionellen Bogenschießens sind Schwerpunkte um die Stationen des Lernens übersichtlich, verständlich und nachvollziehbar in seiner Gesamtheit zu behandeln.
Der Autor beschreibt die Faszination und den Mythos des traditionellen Bogenschießens, er regt auch an zur Diskussion und schreibt ebenso über eigene Höhen und Tiefen in diesem Lernprozess. Er schreibt und dokumentiert aus seiner 25jährigen Erfahrung heraus, was im traditionellen Bogenschießen möglich ist und wo natürliche (physikalische) Grenzen gesetzt sind. Er gibt Anregungen und Tipps zur eigenen Entwicklung und zur Selbstfindung, eigene Talente und Fähigkeiten zu entdecken um letztlich die Philosophie des traditionellen Bogenschießens zu erkennen.

ISBN 3-938334-02-9

Bogenkatalog
Rund um den Bogen

Im *GFT Verlag* erhältlich. Jetzt bestellen unter:

GFT GmbH „Rund um den Bogen"
Hansjakobstraße 7 • D-77773 Schenkenzell
Tel. 0 78 36 / 9 59 77-20 • Fax 95 97 79
info@bogenshop24.de • www.bogenshop24.de

- Handgefertigte Bögen
- Bogenrohlinge
- Kinder- und Jugendbö
- Langbögen
- Recurvebögen
- Pfeile und Pfeilzubehö
- Pfeilschäfte aus Holz
- Naturfedern
- Sehnen und Zubehör
- Handschuhe und Köch

Bogenkatalog
Rund um den Bogen

▶ **Direktbestellung: www.gft-verlag.de**

Rund um den Bogen

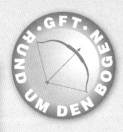

Im *GFT Verlag* erhältlich. Jetzt bestellen unter:

GFT GmbH „Rund um den Bogen"
Hansjakobstraße 7 • D-77773 Schenkenzell
Tel. 0 78 36 / 9 59 77-20 • Fax 95 97 79
info@bogenshop24.de • www.bogenshop24.de

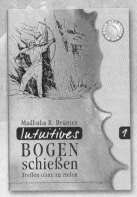

Intuitives Bogenschießen
Treffen ohne zu zielen

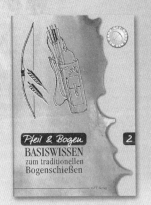

Pfeil & Bogen
Basiswissen zum traditionellen Bogenschießen

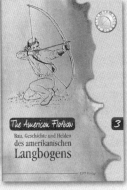

The American Flatbow
Bau, Geschichte und Helden des amerikanischen Langbogens

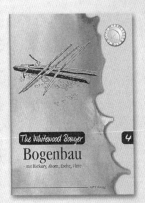

The Whitewood Bowyer
Bogenbau mit Hickory, Ahorn, Esche, Ulme

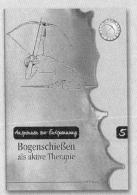

Anspannen zur Entspannung
Bogenschießen als aktive Therapie

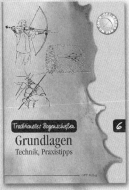

Traditionelles Bogenschießen
Grundlagen, Technik, Praxistipps

▶ Direktbestellung: www.gft-verlag.de

Rund um den Bogen

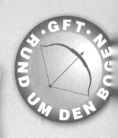

Im *GFT Verlag* erhältlich. Jetzt bestellen unter:

GFT GmbH „Rund um den Bogen"
Hansjakobstraße 7 • D-77773 Schenkenzell
Tel. 0 78 36 / 9 59 77-20 • Fax 95 97 79
info@bogenshop24.de • www.bogenshop24.de

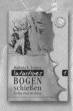 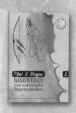 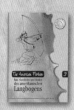 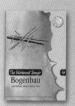 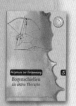 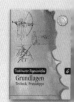

Bitte senden Sie mir aus der Broschürenreihe folgende Titel zu:

- ◯ 1. Intuitives Bogenschießen - Treffen ohne zu zielen
- ◯ 2. Pfeil und Bogen - Basiswissen zum traditionellen Bogenschießen
- ◯ 3. The American Flatbow - Bau, Geschichte und Helden des amerikanischen Langbogens
- ◯ 4. The Whitewood Bowyer - Bogenbau mit Hickory, Ahorn, Esche, Ulme
- ◯ 5. Anspannen zur Entspannung - Bogenschießen als aktive Therapie
- ◯ 6. Traditionelles Bogenschießen - Grundlagen, Technik, Praxistipps

Ich habe besonderes Interesse an:

- ◯ den Kursen zum intuitiven Bogenschießen
- ◯ den Kursen zum traditionellen Bogenbau
- ◯ dem Katalog „Rund um den Bogen"

Vor- /Zuname _____

Geburtsdatum _____

Straße/Nr. _____

PLZ/Ort _____

Tel./Fax _____

E-Mail _____

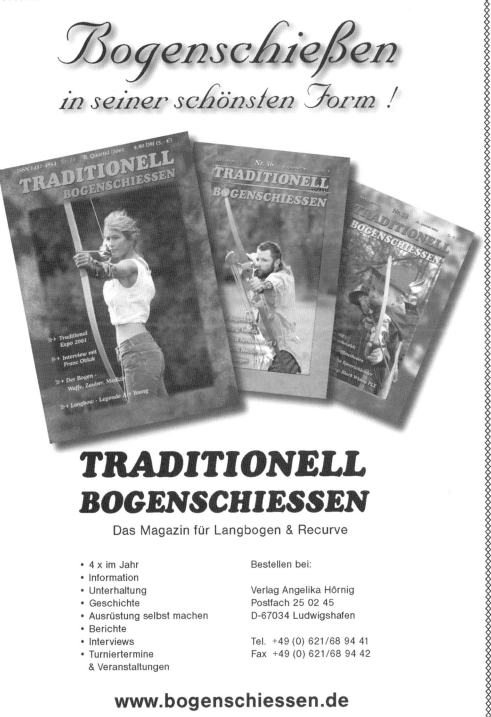

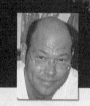 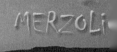

Workshop:

„Bilder aus dem Bauch - Intuitives, spontanes Malen"

In einer Balance von Körper, Seele und Geist finden wir Anschluß an eine harmonische Urkraft, die in uns allen verborgen ist. Anerzogene und in der Arbeitswelt oft geforderte Kopflastigkeit verhindert den Zugang zur eigenen Kreativität und Lebendigkeit. In der künstlerischen Äußerung finden wir einen Weg zu unserem kreativen Selbst

In diesem Workshop können Sie durch intuitives und freies Malen eine Erfahrung zu den eigenen Grenzen und Möglichkeiten machen und Ihr individuelles kreatives Potenzial aktivieren. Im Prozeß von Spannung, Loslassen und Eintauchen in die Welt der Farben, entsteht ein subjektives Energiefeld, indem Maler und Bild eins werden. Dann erfährt der Körper seine Kraft, die Seele ihre Gelassenheit und der Geist seine Klarheit.

- Das intuitve Malen bietet die Möglichkeit zur Entspannung und kann Blockaden lösen
- Im Vordergrund steht hierbei das Entdecken und Entfalten des eigenen kreativen Potentials
- Der Malprozess wird nicht durch ein vorgegebenes Thema eingeschränkt. Aus dem Unbewussten, also aus dem Bauch heraus, fließt der Bildprozess.
- Es gibt keine Fehler! Unvoreingenommenheit ist die Voraussetzung für Spontanität
- Intuitives Malen hat einen hohen Grad an Originalität. Der eigene Ausdruckswille, ein Eintauchen in sich selbst, ist einzigartig und formuliert so Bilder, die der Malende in sich birgt
- Das Faszinierende am Malprozess ist die Tatsache, dass der Malende plötzlich dem eigenen, kraftvollen Bild gegenüber steht
- Zufriedenheit und Freude über das persönliche „Erstlingswerk" wird deutlich und das eigene Bild erhält einen hohen, ideellen Stellenwert

Dauer ca. 3 Std., Kosten inkl. Material und MwSt.: 95,00 Euro

Inkl. Teilnahmebestätigung, Getränke und Snack

Das Atelier befindet sich auf einer idyllischen Bergkuppe auf dem Fräulinsberg in Schenkenzell im mittleren Schwarzwald (Unterkunftinformationen auf Wunsch), wo man sich ganz seinen inneren Bildern zuwenden kann Gemalt wird auf Keilrahmen aufgezogene Künstlerleinwand. Zum Malen werden leuchtende, umweltfreundliche Acryl-Farben verwendet, die mit Pinsel oder Spachtel aufgetragen werden. Schutzbekleidung (Malerkittel- oder Schürze, Stoffhandschuhe) werden gestellt. Der Teilnehmer nimmt sein Werk (50 x 60 cm) mit nach Hause.

Verschwende keine Energie, verwerte sie!
Grundsatz der Philosopie von W. Ostwald

Merzolio | Inhaber Uwe Merz | Hauptstraße 47 | 77761 Schiltach | Schwarzwald
Tel. (0 78 36) 95 95 66 | Fax 95 95 88 | info@merzolio.com | **www.merzolio.com**

Ristorante & Pizzeria

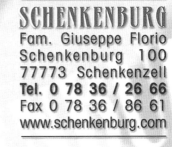

SCHENKENBURG
Fam. Giuseppe Florio
Schenkenburg 100
77773 Schenkenzell
Tel. 0 78 36 / 26 66
Fax 0 78 36 / 86 61
www.schenkenburg.com

Wir nehmen teil: www.gastro-award.de

Herzlich willkommen in unserem frisch restaurierten und umgebauten Ristorante Schenkenburg. Verwöhnen Sie Ihren Gaumen mit unseren Spezialitäten nach Mamma Marias traditionellen Rezepten und genießen Sie Ihren gemütlichen Abend in einer herrlichen Wohlfühl-Atmosphäre.
Ab sofort bieten wir zusätzlich zu unseren bisherigen Köstlichkeiten eine wechselnde Wochenmenükarte mit saisonalen und ausgewählten Zutaten. Wählen Sie den dazu passenden Tropfen aus rund fünfzig erlesenen Weinsorten. Für unsere eiligen Mittagsgäste bieten wir ebenfalls eine neue, täglich wechselnde Karte mit preisgünstigen aber feinen Tagesessen, die wir Ihnen sehr schnell servieren können.

Alle Speisen nach telefonischer Vereinbarung, auch zum Mitnehmen.

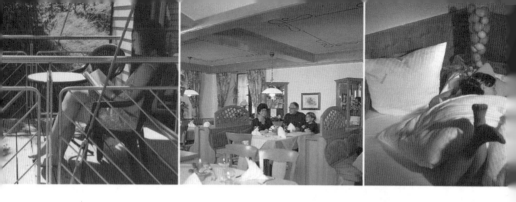

Erst entspannen,
dann den Bogen spannen ...

Verbinden Sie Ihr Hobby mit einem Aufenthalt im „Waldblick".
Unsere neuen Zimmer laden zum gemütlichen Verweilen ein.
Starten Sie den Tag mit einem Schwarzwälder Frühstücksbuffet.
Schlemmen und genießen – im Waldblick ...
Franz Kilgus kocht für Sie aus frischen Zutaten aromatische Genüsse.

Hotel ♦ Restaurant ♦ Café

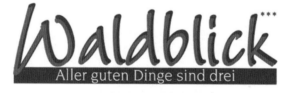

77773 Schenkenzell
Schulstraße 12
Telefon 07836 93960
Telefax 07836 939699
www.hotel-waldblick.de